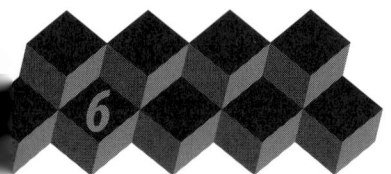

エビデンス・ベイスト
心理療法シリーズ
Advances in Psychotherapy Evidence-Based Practice

貝谷久宣　久保木富房　丹野義彦 [監修]

ギャンブル依存

Problem and Pathological Gambling
James P. Whelan, Timothy A. Steenbergh and Andrew W. Meyers
ジェイムズ・P・ウェラン, ティモシー・A・スティーンバーグ, アンドリュー・W・メイヤーズ [著]

福居顯二　土田英人 [監訳]

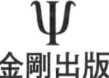
金剛出版

Advances in Psychotherapy — Evidence-Based Practice

Danny Wedding: PhD, MPH, Prof., St. Louis, MO
(Series Editor)
Larry Beutler: PhD, Porf., Palo Alto, CA
Kenneth E. Freedland: PhD, Prof., St. Louis, MO
Linda C. Sobell: PhD, ABPP Prof., Ft. Lauderdale, FL
David A. Wolfe: PhD, Prof., Toronto
(Associate Editors)

　このシリーズの基本的な目的は，日常臨床でよくみられる疾患についての実践的でエビデンスに基づく治療の手引きを，「読みやすい」方法で治療者に提供することである。このシリーズの各巻は，日常臨床で専門家が使用できる特定の疾患についての簡潔な「ハウツー」本でもあるし，かつ学生や実践指向型の生涯教育のための理想的な教育資料でもある。
　このシリーズは各巻とも同じ構成となっており，日常臨床に関係するすべての側面について簡潔にわかりやすく案内している。表や，囲み記事の形にした「臨床のツボ」，傍注，欄外に記した要旨が理解に役立ち，チェックリストは日々の実践で使用できるツールを提供している。

Problem and Pathological Gambling
James P. Whelan, Timothy A. Steenbergh, Andrew W. Meyers

Copyright©2007 by Hogrefe & Huber Publishers
Japanese translation rights arranged with Hogrefe & Huber Publishers
through Japan UNI Agency, Inc., Tokyo

監修者序文
エビデンス・ベイスド心理療法シリーズ：刊行にあたって

　米国精神医学会の年次総会は精神科医や神経科学者をはじめ，心理士，作業療法士などのパラメディカルスタッフも含めて例年約1万人前後参加する大規模な催しである。私は1988年以来海外特別会員としてほぼ毎年この学会に参加している。それは，この学会は臨床家を育て鍛える種々の機会を与えてくれるからである。まさにアメリカのプラグマチズムを象徴するかのような学会である。精神医学のすべての分野をカバーする何百という数のミーティングや講義が行われる。そのほかに，広大な会場で薬と医療機器の会社をはじめ，精神医学分野の出版社はほとんど参加するイクスヒビションも大きな魅力である。例年私はこの展示場で新しい本を探しまわる。日本にまだ紹介されていない使えそうな情報を収集する。このようにして今までに数冊の本をNPO法人不安・抑うつ臨床研究会のメンバーが中心になって翻訳刊行した。この Advances in Psychotherapy Evidence-Based Practices シリーズは昨年のサン・フランシスコの年次総会で見出した。エビデンスのある心理療法，すなわち認知行動療法の本である。

　本年，厚生労働省はうつ病の認知行動療法を保険適応とした。この数年間マスコミやメンタルヘルス関係では向精神薬療法を悪者の如く扱い，認知行動療法が最上の治療のように取り上げる傾向がある。このような極端な風潮がユーザー側にひろく流布し，軽い気持で認知行動療法を希望して医療機関に数多くの患者が押しかけている。医療機関側も時流に乗り遅れてはならないとにわかに認知行動療法を導入する施設が増えてきた。即席認知行動療法家の誕生である。新しい治療法が始まる場合はこのような状況が生じることは多少とも止むを得ないことではある。願わくば，認知行動療法の専門家が増えて患者側の要求に十分に応えられる体制ができることである。この本のシリーズの監修者3名はその他の有志とともに2006年に東京認知行動療法アカデミーを結成した。年に4回この分野の第一級の講師にお願いしセミナーを開いている。受講生の数は現在までに延べ4,000人以上に達している。このシリーズはこのような精神医療の趨向にかなったものだと思念する。

　このシリーズの総編集はサンフランシスコのアライアント大学カリフォルニア心理学学校のD. ウェディング教授による。現在までに23巻が刊行され，将来なお11巻が予定されている。このシリーズは米国心理学会の傘下にある米国臨床心理学会の支援のもとに編集発刊されている。各巻の著者は臨床経験豊かなその分野の第一人者である。このシリーズの編集方針は，まず何よりも実務にすぐ利用できる読みやすいコンパクトな本であることである。それ故に，豊富な図表，

臨床のツボ，症例スケッチ，患者教育資料がちりばめられている。そして記載された技法や理論の基礎となる文献が豊富に引用されている。このシリーズの本は，心理療法家の頂上に立つ指導者から裾野で訓練を受けている学生まですべての人の診察室やカウンセリングルームに置かれる価値があると思う。

　このシリーズの翻訳は，3人の監修者で熟慮相談し，各分野の第一人者にお願いした。このシリーズが日本の心理療法家とりわけ認知行動療法家に広く愛読され，多くの患者から苦を取り去り，楽を与え，充実した人生が送られるよう援助していただければ監修者の望外の喜びである。

平成22年庚寅　師走
貝谷久宣
久保木富房
丹野義彦

序　文

　数学者の Amir Aczel（2004）は，確率とギャンブルに関する著書の冒頭で次のように綴っている。「幸運と不運が表裏一体，紙一重で訪れることが，他の何よりも人類を楽しませてきた」。Amir は次のように指摘している，ギャンブルは人類文明のごく初期から，人類共通の娯楽活動であったと。当然のことながら，娯楽の形態も時代を経て変化してきた。例えば，かつて古代ギリシア人が，羊の関節でできたサイコロを投げるという遊びは，我々がフェルト製のテーブルですべすべした均一の立方体を放り投げるゲームとはほど遠い。いまだ変わらないものといえば，ギャンブルが我々を魅了し，勝利への期待感と全てを失う脅威を与えることである。

　今日，ギャンブルは多くの国の経済体制の要の部分を担っている。ここで，米国のギャンブルの歴史をひもといてみよう。米国では，法律で認められたギャンブルもほぼ常に形を変えていくつか存在してきたが，一方で非合法であったギャンブルもいくぶん許容されてきた。実際のところ，米国独立革命の時期，宝くじは，米国植民地軍の財源を上げるべく認可されていた。その頃以来，米国のギャンブルに関する法律や世論はめぐりにめぐり，ギャンブルを許容し，そしてついには，国民の間に浸透する過程を辿ったのである。ギャンブルが広く合法化された例は，最近でも 1970 年に遡る。そして，その 20 年後には合法的な形態の賭博による総収益は 730 億ドルと報告された。2006 年までには，何らかの合法的なギャンブルが，ユタ州やハワイ州を除いた全ての州で認可された。その当時，43 の州は独自の宝くじ運営体制をとっていた。このように米国においては合法的なギャンブル体制が容認されている一方で，非合法のギャンブルが依然として実在し，それどころか諸説によると，隆盛をきわめているという。

　合法的なギャンブルの浸透する地域社会が受ける経済的な恩恵の点で，期待される出来事がいくつか起こった。州の宝くじの売上金が，さまざまな社会支援活動に寄与しているという変化である。例えば，公的な教育機関，公営住宅，健康管理プログラム，交通機関，高齢者住民プログラムといったものがこれに含まれる。その結果，財産税の引き下げに繋がったのだ。しかし，次のことが論じられてきた。政府がこのような社会的プログラムをサポートし続けることが可能なのは，ギャンブルの収入源を依りどころとしているからだ。例えば，2005 年には，ハリケーン Katrina が上陸し，メキシコ湾沿岸の 13 のカジノを一気にのみ込んでしまった。ミシシッピ州は，1 日あたり州税収入においておよそ 50 万ドルもの損失額が発生した旨を報告。それを受け，州知事は即座に立法議会を徴集し，その地域におけるカジノ会社の再建を支援した。

ギャンブルの受容が近年拡張されてきたのは，娯楽活動としてギャンブルを楽しむ人口が膨大化したからである。1999年と2000年には，Welteら（2002）は，18歳以上の2,500人以上を対象に，無作為に電話による調査を遂行した。この調査の結果，回答者の前年度に行ったギャンブル行為について，相当な量のデータを収集することができた。結果は，統計上合衆国の国勢調査とマッチングされているが，過去1年間，回答者の82％がギャンブルをした経験があり，23％が1週間に1回，ギャンブルをしたことを示している。一方で，米国の成人の15％は観劇に行ったり，43％は読書をして過ごしたとしている。

　たいていの人々にとって，ギャンブルというのは，他のいかなる方法でも創造できない幻想の世界を創り出してくれる。スロットマシーンのハンドルを引いたり，ポーカーチップをテーブルの真ん中へ押す，あるいは，数百万ドルの宝くじ売り場でラッキーナンバーを選ぶ時，我々はみんな思いをめぐらせる。もしも仮に当たったとして，1週間分，1年分，いや人生何回分にも相当する収入以上の賞金を獲得できたらいったい何をしようかと。だが残念なことに，不運にもはずれてしまうと，その代償は破滅かもしれない。例えば，子どもたちを学校に見送るやいなや，服をさっさと着替え，カジノへと向かう主婦に我々が理解を示すことなんてできるのだろうか？　なぜ，彼女は，子どもたちの教育費をカジノで勝つことで充分賄えると思えるのだろう？　はたまた，41歳のレストラン経営者についてはどうだろうか？　彼は次のポーカーゲームの資金を捻出すべく，日々のレシートから税金逃れのために売上金を申告していない有り様だ。また，経理係がチェックした会計の残高500ドルをくすねて，翌週末のフットボールの試合で賭けごとをし，その賭けで運よく勝てば，1,200ドルのクレジットカードの請求額を返済可能，などということに理解を示せるわけがない。ギャンブルが，明らかに運試しでお金を損失する以上のリスクを伴っている人がいる。

　Aczelの著書が示すように，我々も運試しのゲームや幸運な体験としてのギャンブルに焦点を当てて，話を進めていく。Aczelとの相違点があるとすれば，我々の関心事が，ギャンブルにしばらくの間，心を奪われ，結果として重大なダメージを受ける人々にいかにして援助の手を差しのべるかというテーマにある点である。本書の冒頭の3章では，問題ギャンブルと病的ギャンブルに関する背景知識，これらの問題を理解するための最新のモデル，評価や治療に有用と思われる情報を提供する。第4章では，ギャンブル問題に関しての，我々独自の治療"指導による自己変革"をする際の詳細についてふれる。次に第5章では，我々のクリニックで具体的に治療しているギャンブラーが臨床の場面として登場する。そして最後の章には，読者がおそらく役立つと思えるような他のツールや情報を記載している。読者が本書を手にとられ，一読されることで，ギャンブル行為やそれが生み出す諸々の問題点，問題ギャンブルを効果的に扱う指標など，こういったものに対する理解が得られ，深められることを筆者は願ってやまない。

謝　辞

　本書の企画にあたり，執筆者として多大な貢献をしていただいた何名かの方々に，この場をかりて感謝の意を述べたい。まず第1に，Danny Wedding と Robert Dimbleby には，彼らの指導と我慢強く支援していただいたことに謝意を述べる。また，過去および現在の大学院生の諸君には，我々のギャンブルに関する議論，ギャンブル問題への我々の理解，さらには研究チームとしての我々の成功に関して，創造的な情報を入力してもらえたことに感謝したい。とりわけ，我々が治療法を開発し試行する際に，するどい洞察を与えてくれた Ryan May に謝意を述べる。また，Damon Lipinski には，細部にわたる細心の注意とあらゆる難題を進んで引き受けてくれたことに感謝する。そして他にも，貴重な貢献をしてくれたすばらしい人物の名前を挙げることができよう。すなわち，Angie Sheffield, Kim Floyd, Jeremiah Weinstock, Emerson Wickwire, Andrea Booth, Adrienne Studaway, Don Yorgason, Rebecca West, Claudia McClausland といった方々である。また，Brian Fry には，初期の原稿へ意見をいただいた労に対し，感謝申し上げたい。末筆になるが，Linda and Mark Sobell に深く恩義を感じている。嗜癖行動を治療する先駆的な取り組みや，臨床心理学へのたゆみない尽力に，鼓舞させられた。特に，嗜癖やギャンブル問題をどのように捉えるべきかを学ぶ上での Linda の惜しみない手助けなしには，この本はあり得なかったであろう。

献　辞

　この本を私たちの家族に捧げたい。

Ginger, Ellen そして Zoe Whelan

Tracey, Jackson そして Molley Steenbergh

Lee, Brian そして Abby Meyers

目　次

ギャンブル依存

監修者序文 … 3
序　文 … 5
謝辞・献辞 … 7

1 問題ギャンブルと病的ギャンブルの概要 … 13

1.1 用　語 … 13
1.1.1 娯楽・気晴らしとしてのギャンブル行為 … 13
1.1.2 ギャンブルに関連した弊害の連続体 … 14

1.2 定　義 … 16
1.2.1 病的ギャンブル … 16
1.2.2 問題ギャンブル … 18

1.3 疫　学 … 19
1.3.1 脆弱性の高い人々 … 20
1.3.2 ギャンブルの種類とギャンブル問題 … 21
1.3.3 ギャンブルが気軽に利用できることによる影響 … 22
1.3.4 人口統計学的相関 … 22

1.4 経過と予後 … 24
1.4.1 悪影響 … 25
1.4.2 自然回復，自然治癒 … 25

1.5 鑑別診断 … 26

1.6 合併症 … 26
1.6.1 物質使用障害 … 26
1.6.2 気分障害 … 27
1.6.3 不安症 … 28
1.6.4 Ⅱ軸障害 … 28

1.7 診断の手法と記録 … 28
1.7.1 ギャンブルの重症度を測るための診断面接（DIGS） … 28
1.7.2 South Oaks Gambling Screen（SOGS） … 29
1.7.3 Lie/Bet Questionnaire … 29
1.7.4 ギャンブル行為時間記録振り返り表（G-TLFB） … 30
1.7.5 依存重症度指数－ギャンブル下位尺度（ASI-G） … 31
1.7.6 ギャンブラー信念質問紙（GBQ） … 31
1.7.7 ギャンブラー自己効力感質問票（GSEQ） … 32

2 理論とモデル … 34

2.1 嗜癖行動としてのギャンブル … 34
2.2 学習理論 … 35
2.3 認知理論 … 38
2.4 生物学的理論 … 41
2.4.1 家族研究および遺伝的研究 … 41
2.4.2 神経伝達物質および神経解剖学的理論 … 42

2.5 疾患モデル … 43

- 2.6 問題ギャンブルについての統合的モデル ... 44
- 2.7 指導による自己変革 ... 46
  - 2.7.1 ハーム・リダクション ... 46
  - 2.7.2 迅速変化反応 ... 47
  - 2.7.3 自己変革 ... 48
  - 2.7.4 動機づけのアプローチ ... 48

3 診断と治療の指針 ... 50

- 3.1 診断的アセスメント ... 50
- 3.2 治療指針 ... 50
- 3.3 臨床アセスメント ... 51
  - 3.3.1 ギャンブル行為 ... 52
  - 3.3.2 治療における潜在的な要因の評価 ... 53
  - 3.3.3 全体的な要因 ... 54
  - 3.3.4 併存する精神病理 ... 56
- 3.4 治　療 ... 56

4 治　療 ... 59

- 4.1 治療法 ... 59
  - 4.1.1 基本原則 ... 59
  - 4.1.2 第1段階：助走段階アセスメント ... 63
  - 4.1.3 第2段階：動機づけフィードバック ... 65
  - 4.1.4 第3段階：引き金と結果 ... 68
  - 4.1.5 第4段階：オプションと実行計画 ... 70
  - 4.1.6 第5段階：再発防止 ... 72
  - 4.1.7 フォローアップ ... 73
- 4.2 作用メカニズム ... 74
- 4.3 有効性と診断 ... 75
- 4.4 治療法のバリエーションと組み合わせ ... 76
- 4.5 治療を行う上での問題点 ... 78
- 4.6 多文化的問題 ... 79

5 症例スケッチ ... 81

- 5.1 第1期：助走段階アセスメント ... 81
- 5.2 第2期：治療意欲とフィードバック ... 84
- 5.3 第3期：ギャンブル行為の機能分析 ... 92
- 5.4 第4期：代替行動の実施 ... 95
- 5.5 第5期：再発防止 ... 96
- 5.6 6カ月後のフォローアップ ... 97

6 参考図書 ... 99

7 文　献 ... 100

8 付録：ツールと資料 ... 109

監訳者あとがき ... 141

エビデンス・ベイスト
心理療法 シリーズ
Advances in Psychotherapy　Evidence-Based Practice

ギャンブル依存
Problem and Pathological Gambling

1 問題ギャンブルと病的ギャンブルの概要

1.1 用 語

　ギャンブルとは，多かれ少なかれ，偶然が結果を左右するようなゲームや競技，その他の催事において，金銭や所有財産の損害リスクをはらんでいるような行為として定義づけできる。ギャンブルといっても多種多様であり，宝くじを買う，スポーツ賭博に参加する，カジノでの夜会，賭けゴルフ，先物取引や株式市場に投機することなどが挙げられる。ある時は実際にそれをギャンブルと呼ぶこともあれば，またある時はあまり侮蔑的でない言葉，例えば遊びの賭けや投資，仲間内の賭けなどといった言葉を用いる。

> ギャンブルの定義

　個々人が経験した，ギャンブルに関連した問題の程度を描写するためにさまざまな用語が使われてきた。これらの用語のうち，例えば強迫的ギャンブルは，他の用語が初期のスクリーニング法が開発された時に採用されたのに対し，ギャンブルの問題についての最新の概念化を反映したものとなっている。こうした用語を理解するのは容易ではない。とりわけその理由は，多くの用語が一貫性なく使用されているからである。この点については 1.1.2 で再び取り上げる。

1.1.1　娯楽・気晴らしとしてのギャンブル行為

　Welte ら（2002）の研究によって，米国に住む人々のギャンブル行為に関する膨大な情報が得られた。表 1 に示されているように，過去 1 年間にギャンブルをした人はその年に 60 回以上の賭けごとをして平均 1,735 ドル／年を費やしていた。男女ともに比率は同じようなものであったが，興味深い性差が浮かび上がってきた。女性に比べて男性は，毎週ギャンブルをする率が高く，より頻回にそしてより多額の賭けをしていた。少数民族におけるギャンブルの比率は白人に比べると低かったが，ギャンブルをしていた者だけを見れば，より頻回により多額の賭けごとをしていたことになる。過去 1 年間にギャンブルをしたと回答した人の数は，年齢が上がるにつれ少なくなっていた。しかし，1 年あたりに賭けに費やした金額は年齢が上がっても変わらなかった。ギャンブラーは年齢とは無関係に同じような頻度と熱意をもって賭けに臨んでいたのである。

> ギャンブル行為の利用と容認

　ロッテリー（数字選択式宝くじ）（66％）は，ごくありふれたギャンブルの形であり，次いでラッフル（チャリティー福引），チャリティーギャンブル，職場内の共同賭け（48％）となっている。しかし，これらの活動は資本の投資額からすると，他のギャンブルと比較して極めて低い。27％の人がカジノでギャンブルを行ったと回答した。カジノでギャンブルをする人，競馬をする人，そしてサイコロ賭博をする人は，他のギャンブルをする人に比べてより多くのお金を費やす

表1 1999〜2000年に行われたNational Survey（N = 2630）による，過去1年間のギャンブル行為に関する調査

	ギャンブルを行った人の割合（%）	週に1回ギャンブルを行った人の割合（%）	ギャンブルの平均回数	ギャンブルに対する年間平均支出（米ドル）
全体	82	23	60	$1,735
性別				
女性	80	17	46	$1,097
男性	84	29	74	$2,390
人種				
白人（コーカサス人）	83	23	54	$1,295
ヒスパニック	83	22	65	$2,223
アジア系米国人	82	16	37	$1,379
年齢				
18〜30歳	89	19	53	$1,689
31〜40歳	86	25	63	$1,729
41〜50歳	83	28	60	$2,052
51〜60歳	81	28	66	$1,559
61歳以上	69	21	63	$1,582

上記の表は，以下の文献から改編している。
Welte, J. W., Barnes, G. M., Weiczorek, W. F., et al. (2002) Gambling participation in the U.S.: Results from a national survey. Journal of Gambling Studies, 18, 313-338.

傾向がみられた。面白いことに，インターネット上のギャンブルは，多くの人がその市場が拡大しており，多分その問題も大きくなっているであろうと思っているにもかかわらず，全体の1％にも満たなかった。

　米国本土の人々にとって，カジノは家や職場から数時間以内に行けるところにあり，宝くじ売り場はその辺の街角に存在する。そしてインターネットギャンブルは家庭や職場のコンピュータから手軽にアクセスできるのである。これにより，どんどんギャンブル行為を容認し続けて余暇を費やしてしまうことに抵抗が薄れていくのである。

1.1.2　ギャンブルに関連した弊害の連続体

　ギャンブルの問題は，ギャンブルそのものと同じくらい古くから存在しており，多くの専門家たちがこの問題行動の裏側にある心理を探索してきた。近年の合法ギャンブルの増加に伴って，ギャンブルに関連する問題の概念化がどんどん精錬されてきた。近年の治療や研究に関する文献において優位となってきた考え方は，ギャンブルに関連する弊害は「まったくギャンブルをしない」から「重大な問題」もしくは「病的ギャンブル」に至る連続体の上に存在するというものである

表2 ギャンブルに関する弊害の連続体

分類 (Category)		特徴	成人における生涯有病率 (95%信頼区間)	成人における年間有病率 (95%信頼区間)
レベル1	気晴らしギャンブラー、あるいはノンギャンブラー	ギャンブルをするのは、社会福祉的な目的があり、自分で決めた上限を超えてまでギャンブルすることは滅多にない。	94.7% (93.7〜95.6)	96.1% (95〜97)
レベル2	問題ギャンブラー	いくつか診断にあてはまる症状がみられたり、ギャンブルに関する悩みを抱えているが、まだ潜伏段階である。	3.8% (2.9〜4.8)	2.8% (2.0〜4.8)
レベル3	病的なギャンブラー	少なくとも、5つの診断基準を満たしている。	1.7% (1.4〜1.9)	1.1% (0.9〜1.4)

上記の表は、以下の文献から改編している。
Shaffer, H. J., Hall, M. N., & Vander Bilt, J. (1997) Estimating the prevalence of disordered gambling behavior in the United States and Canada: A meta-analysis. Harvard Medical School Division of Addiction.

(National Research Council, 1999; Shaffer, Hall, & Vander Bilt, 1997)。

　この連続体は、当初は、ギャンブル行為に害された人々を記述するために用いられていたバラバラでわかりにくいラベリングを系統立てる試みとして提唱された。臨床や研究の発表に登場する用語のなかには、強迫的ギャンブル行為、危険度の高いギャンブル行為、病的に至るまでの過渡的ギャンブル行為、潜在的に病的なギャンブル行為、多分に病的なギャンブル行為といったものが含まれている。ギャンブル問題の有病率を推定するために何とかしてこれらの概念を体系だてようと、Shafferらはギャンブルに関する弊害の連続体を提唱した（表2参照）。連続体の一端に位置するのは、社会福祉的な目的あるいは気晴らし目的でギャンブルを行う人たちである。彼らは自由にできるお金を使ってギャンブルをし、自分で決めた金銭の上限を超えてまでギャンブルをしようとはしない。こういった、時に気晴らしギャンブラーとかレベル1のギャンブラーと呼ばれる人たちは概して、ほとんどあるいはまったくと言っていいほど経済的にも精神的にも、また対人関係においても弊害のない賭けをしている。

　Shafferら（1997）は、ギャンブル問題がまだ潜伏期のレベルにあるような、連続体でいえばその中間に位置する人たちについて記述し、彼らをレベル2のギャンブラーと定義した。彼らはいくつかギャンブルに関連する症状や問題を抱えているが、診断基準は満たさない。レベル2のギャンブラーは不明瞭な概念である。過去1年間に1つのギャンブル関連の問題あるいは症状がみられた人たち

が，過去においてはギャンブルに関連した問題事があったかもしれないが，現在は診断基準を満たさないという人たちと同じようにレベル2に含まれる。これらの人たちは，連続体のもう一方の端に向かって移行しようとしているかもしれないが，もしかしたら何年もギャンブルに関連した問題や症状をあまり経験せずに過ごすかもしれない。それゆえ，彼らの臨床像はとても多様である。レベル2のギャンブラーは，物質使用障害と診断される人たちと類似したものと考えられてきた。

　連続体の末端に位置するのは，病的ギャンブル障害の診断基準に合致する人たちである。Shafferらによってレベル3のギャンブラーと名づけられた人たちは，ギャンブルに関連した重篤な症状を繰り返し呈する。彼らの問題は，慢性的で衰弱をもたらし，日常生活の機能に重大な支障をきたすように見える（National Research Council, 1999）。そうした支障には，配偶者あるいは大切な人たちとの関係の対立や悪化，家庭の喪失，仕事の遂行上の問題や失職，そして犯罪とのかかわりなどが含まれるであろう。この診断に関する詳細は後述する。

　初めは有病率調査をまとめるための方法として提唱されたにもかかわらず，弊害の連続体という考え方は，研究者や臨床医にとってギャンブルによる支障の度合いとギャンブル問題の重症度を審査するためのモデルを提供することになった（National Research Counsil, 1999; Petry, 2005a）。レベル2とレベル3のギャンブルの両方を言い表す用語として「障害のあるギャンブル（disordered gambling）」を提唱したものもある。今日に至っても，どのようにして連続体に沿って進行していくのかを調べた研究は少ししかない。

1.2　定　義

　最近の臨床および研究を示した文献では，2つのギャンブル問題のレベル，すなわち病的ギャンブル（もしくはレベル3）と問題ギャンブル（もしくはレベル2）に焦点が当てられてきた。

1.2.1　病的ギャンブル

依存症状をともなう衝動制御の障害

　病的ギャンブル（312.31）は，DSM-Ⅳ-TRのなかで分類された診断基準である（DSM-Ⅳ-TR; American Psychiatric Association, 2000）。この診断は，"その他分類されない衝動制御の障害"のカテゴリーに位置づけられている。診断を与えるためには，表3に挙げてある10個の診断基準のうちの5つ以上を満たし，かつこれらの症状が過去1年間のある時点において存在していなければならない。3つの症状クラスターがある。生活の破綻とコントロールの喪失，そして依存である。5つの診断基準がカットオフというのは，臨床的な判断であり，いまだに経験的実証を得ていない。病的ギャンブルの経過は慢性的なものと考えられている。

　この障害（病的ギャンブル）は，前章で述べたギャンブルに関連した問題およびギャンブルを行っている間にみられる間欠的あるいは持続的なコントロールの

> **表3　問題ギャンブルの診断基準**
>
> A. 以下の5つ（あるいはそれ以上）によって示される，生活に不適応を生じさせるような持続的かつ反復的なギャンブル行為
>   1. ギャンブルに心を奪われている（例えば，過去のギャンブルのさまざまな経験を回想する，勝馬とオッズの予想をする，次のヤマを張る，ギャンブルの資金をどのように得るかその方法を勘案する，などに心を奪われている）
>   2. 興奮を求めて，それを満足させるために，賭け金をどんどん増やしていく
>   3. ギャンブルを抑える，減らす，あるいはやめるための努力を重ねるが，いずれも不成功に終わっている
>   4. ギャンブルを減らしたり止めようと試みると，落ち着かなかったり，いらいらしたりする
>   5. 現実問題から逃避するすべとしてギャンブルに耽るか，不快な気分を和らげるべくギャンブルにのめり込む（例えば，無力感，罪悪感，不安や抑うつなど）
>   6. ギャンブルでお金を損失した後，しばしばまた日を改めてその損失額をとり返すべく賭けごとをする
>   7. ギャンブルへのはまり具合を知られないように，家族やセラピスト，その他の人に嘘をつく
>   8. ギャンブルの資金を捻出するために，違法行為を冒す。例えば，偽造，詐欺，窃盗，横領など
>   9. ギャンブルのために，大切な人間関係，仕事，教育上あるいは仕事上の機会を危うくしたり，失ってしまう
>   10. ギャンブルによって派生した困窮した経済事情を打破すべく，お金を援助してくれる他人を頼る
> B. ギャンブル行為は，躁病のエピソードによって十分に説明できない。
>
> 以下の文献から転載認可を得ている。
> the Diagnostic and Statistical Manual of Mental Disorders, Fourth Edition - Text Revision, c 2000 American Psychiatric Association.

喪失によって特徴づけられる。衝動制御の障害は一般に，ある行為に没頭しようとする衝動に抵抗できないこと，その行為に傾倒する前に緊張が高まること，そしてその行為の後に続いて喜びや開放感がもたらされることによって特徴づけられる。"その他分類されない"ものとして初めからここに入れられた理由は，ギャンブルの問題が，衝動をうまく調節できないということ以外に分類の手助けとなるような特徴を持たないからである。病的ギャンブルは衝動制御の障害のカテゴリーに入れられたが，それはギャンブルする人たちの，ギャンブルを止められない無力さやギャンブルにおける損失を"追求（chase）"するという性向のなかに衝動性が過度に見受けられるからである。ギャンブルに固有の症状である追求は，ついさっき失ったお金を取り戻すためにギャンブルを継続もしくは開始することである。病的ギャンブラーと気晴らしにギャンブルをする人を分けるものは衝動性であるとする研究報告がある（Steel & Blaszczynski, 2002）。例えば，行動の脱抑制——すなわち行動の衝動を抑制することの無力さ——を示す人たちは，ギャンブルへのかかわりおよびギャンブルの問題を抱えている人たちと関連があった。

　初期の診断基準があまりに外的な因果関係を強調しすぎているとの批判にこたえる形で診断基準が改良された際に（American Psychiatric Association, 1987），症状の依存クラスターが登場した。依存の症状には，高まった耐性，離脱の経験，その行為に耽溺する，または現実問題から逃避することに躍起になることのいず

れか，が含まれる。明らかにこの決定は，病的ギャンブルが物質依存と同様に見えるという治療者側の見解が高まってきたことを反映している。Rosenthal (1989) は，病的ギャンブルの診断基準は本質的に物質依存の診断基準の物質という単語をギャンブルという単語に置き換えたものであると述べている。

　過度のギャンブルをより深く理解するためには多くの研究が必要となる。研究者たちは，ようやくその病因と治療について分かり始めたところである (Blaszczynski, & Nower, 2002; National Research Council, 1999; Petry, 2005a; Toneatto, 1999)。診断は臨床的な記述に基づくものであり，この診断に合致する人々を理解するための経験的に検証されたモデルを用いるまでには，たくさんの研究を必要とする。過度のギャンブルにおける有力なモデルは，医療モデルの診断を必要としないということに留意しておくことも重要である。しかしながら，昨今の病的ギャンブルの記述にはたくさん言いたいことがある。診断基準は，計量心理学的な測定ツールとしての響きをもたせるために，明快で操作的な用語で表されているのである。

1.2.2　問題ギャンブル

ギャンブル問題の潜伏期レベル

　問題ギャンブルは，病的ギャンブルと比較して，それよりもいくぶん曖昧な用語であり，概してギャンブルに関するたくさんの悪影響の結果を反映している。近年では，この用語はレベル2ギャンブルの同義語として用いられるようになってきており，これはギャンブル問題が潜伏期のレベルにあることを示唆している (Shaffer et al., 1997, 1999)。問題ギャンブラーたちは，病的ギャンブルの10ある症状のうち5つに満たない数の症状しか経験しないし，また，ギャンブルに関するスクリーニング検査をしてもギャンブル問題の重症度に関しては診断を考慮する上で必要とされるよりも小さな測定値を示すのである。問題ギャンブラーは，物質依存症の診断と対比して診断される物質乱用者と類似している。彼らは，いまだ調査研究中の一群（unstudied population）である (Blaszczynski, Ladouceur, & Shaffer, 2004)。これらの人たちは気晴らしギャンブルから病的ギャンブルへの連続体に沿って移行しているのか，また，ギャンブル行為によって，極端でこそないが慢性的でおもわしくない結果を経験するのかについては明らかになっていない。Petry (2005a) は，問題ギャンブラーたちはギャンブルを減らしたら得であることを体験するが，治療は受けそうにないと述べている。しかし，彼らは公共意識や予防活動の恩恵を被るであろう (Blaszczynski et al., 2004)。

　問題ギャンブルの概念はまた，問題飲酒という用語と同様に考えることができる。これらいずれの嗜癖行動の概念も，個別の診断を重要視する医療モデルに当てはまらない人々に対して有用なものとなる。こうしてそのラベルを使用すれば，ある人が損害をこうむったり有害であるという結果にもかかわらずある行為に没頭し続けるような場合に引き起こされる問題も言い表すことができるようになる（例：Walker & Dickerson, 1996）。それゆえ，問題ギャンブルはすべてレベル2とレベル3ギャンブラーと呼ぶことができる。問題ギャンブラーのなかには病的ギャンブルの診断基準を満たす者がいるだろうし，満たさない者もいるだろう。

診断がつくような症状が存在しそうであっても，一連の診断基準よりもむしろその結果に関係する行為の方が問題ギャンブルを説明している。この観点の利点の1つが，問題の度合いを判定することではなく，問題行為そのものに焦点を当てるということである。問題ギャンブルのこの定義はまた，より深刻な問題がより高度な治療を必要とするものではないとする文献と一致している。例えば，研究が進んだことで，短期治療がより重症のアルコール依存症患者に有効であることがわかってきた（例：Sobell & Sobell, 1998）。深刻な問題ほど，より長期化し，より高度な治療を必要とするにもかかわらず，こうした研究によって治療への反応性は治療期間や問題の重症度とは無関係であることがわかったのである。

本書のなかで我々が用いている問題ギャンブルという用語は，ギャンブルに関連した問題を抱えるすべての人々を指している。問題ギャンブラーには，病的ギャンブルの診断基準を満たす人たちが含まれており，また，問題を抱えてはいるが診断基準を満たさない人たちも同じように含まれている。今のところ，ギャンブルの治療に関する文献には，ギャンブル問題の強さの違いやギャンブルそのものの種類やパターンの違いが，異なった治療的アプローチを必要とするという事実は書かれていない。

1.3　疫　学

表2に挙げたように，レベル3もしくは病的ギャンブルの成人における生涯有病率は1.7％であり，過去1年間の有病率は1.1％である。レベル2ギャンブルでは成人における生涯有病率は3.8％で，過去1年間の有病率は2.8％となっている。これらの見積もりは，1997年7月以前に行われた120の有病率調査のメタ解析から得られたものである（Shaffer, Hall, & Vander Bilt, 1997; 1999）。これらの有病率から，北米の全人口のおよそ5.4％あるいはおよそ成人20人に1人が，一生涯のうちで重大なギャンブル問題を経験し，約4％あるいは25人に1人は過去1年間でギャンブル問題を経験していることがわかる。

〔成人有病率〕

その他いくつかの有病率調査（Gerstein et al., 1999; Landouceur, 1996; Welte et al., 2001）では，問題ギャンブルと病的ギャンブルの見積もりが有病率のメタ解析で得られた見積もりとかなり一致することが示されている。Gersteinら（1999）は，彼らの有病率調査では，かなり低い有病率の見積もりであったと報告している。この有病率の低さは，方法論的な違いあるいは測定法自体の違いによるものかもしれない。

北米以外のギャンブル問題の有病率の見積もりは，北米と同じように充分立証されたものではない。概して生涯あるいは過去1年間の問題ギャンブルや病的ギャンブルの見積もりは，有病率のメタ解析で得られた知見と一致するものである。例えば，ヨーロッパやアジアにおける病的ギャンブルの生涯有病率調査では，1％から2％の間であったし，問題ギャンブルの生涯有病率は2％から5％の間であった。過去1年間の問題ギャンブルと病的ギャンブルの見積もりでは，生涯有病率のおおよそ半分くらいである。

1.3.1 脆弱性の高い人々

ギャンブルに関連した問題に特有の人口統計学上の下位群が持つ潜在的な脆弱性について関心が高まってきた（これに関する考察は，National Research Council (1999) を参照のこと）。これらいずれの群においても，ギャンブルに関連した問題に対する危険度が増していることが示された。危険度が高いことが同定された集団に関する調査研究がすべてを網羅しているわけではなく，その上，他の潜在的に脆弱性の高い群に関してはほとんどわかっていない。

未成年

未成年における問題の高率化

未成年の有病率評価に用いる方法に議論の余地がないわけではないが，未成年である高校生と大学生ではともに，問題ギャンブルに対する脆弱性がとりわけ高かった（Derevensky et al., 2003; Shaffer & Hall, 1996; Shaffer et al., 1999）。ほとんどの司法管区において未成年のギャンブルは違法であるため，ギャンブルにかかわること自体が未成年にとっては法的な問題に晒されることになる。77％から83％の高校生が，過去1年間にギャンブルをしたと報告している（Shaffer & Hall, 1996）。未成年の約3％から8％が，過去1年間でレベル3ギャンブラーであり，さらに9％から20％が過去1年間の行為や結果がレベル2ギャンブルに合致すると報告している（Shaffer et al., 1999）。この年齢集団におけるギャンブルは，薬物使用や犯罪，学業がおろそかになるなどといった他の問題行為とのかかわりあいにも関係していることが示されている（例：Barnes et al., 2005; Stinchfield, 2000）。

たいていの大学生が過去1年間においてギャンブルをしていたが，そのうち3％から6％がレベル2ギャンブラーで，4％から14％がレベル3ギャンブラーに相当するものであった（Engwall et al., 2004; Shaffer et al., 1999）。レベル1ギャンブラーと比較すると，ギャンブル問題を抱える大学生は成績が悪く，また，多量の飲酒や違法薬物の使用を含む危険行為を冒す者が多かった。

未成年や大学生による問題のあるギャンブルの率の高さは，注意深く解釈しなければならない。成人の問題ギャンブルや病的ギャンブルの研究がどれくらい未成年にもあてはまるかについてはよくわかっていない。その例として，行為に関する症状の影響を調べるためのスクリーニング方法が変更された場合，未成年で報告されるギャンブルの症状数はかなり減ってしまう（Ladouceur et al., 2000）。例えば，未成年たちはギャンブルについて虚偽の回答を行うかもしれないし，また，嘘をついたからと言って彼らの暮らしには何の影響もないと答えるであろう。同様に，多くの未成年が資金のすべてをギャンブルにつぎ込んでしまったとしても，彼らの両親が深刻な事態に陥るのを和らげようとして救いの手を差し伸べてくれるので，彼らはすぐに危険にさらされるということはなく安全，安泰でいられるのである。

高齢者

成人においては問題は低率である

未成年と比較して，60歳以上の成人ではレベル2あるいはレベル3ギャンブラーとして分類される人は少ない。例えば，Welte ら（2001）は，過去1年間で

調査すると，61歳以上の2.2％がレベル2に，0.1％がレベル3に分類されることを報告した。ただし，これらの結果についてはまだ予備段階のものとして見るべきである。というのも，60歳以上を対象としてギャンブル行為の有病率を調査した研究はごく少数で，かつこれらの研究は比較的サンプル数が少ないからである。ギャンブルの開催場所で集められた60歳以上の任意でない，いくつかのサンプルは，予想通り問題ギャンブルや病的ギャンブルが高率で見受けられた（例：Ladd et al., 2003）。

物質乱用者

物質乱用の既往がある人たちは，とりわけギャンブル問題に対する脆弱性が高いようである。Shafferら（1999）は，メタ解析の結果，物質使用障害で治療を受けている成人は，その生涯を通じて15％が問題ギャンブラーとして同定され，14％が病的ギャンブラーとして同定されることが見積もられるとした。物質乱用全般に，そしてアルコール，コカイン，モルヒネなどの鎮静剤と似た効果をもつペプチド，アヘン様ペプチド，大麻を使用する者は，病的ギャンブルのリスクが高くなっていることがわかった。

> 物質乱用者は脆弱性が高い

カジノ従業員

カジノの従業員は，ギャンブルに関連した問題のリスクが高いのではないかと多くの人が信じている。その理由は，彼らはギャンブルが身近にあり，すぐに参加できる環境にあるからである。3つのカジノの従業員に関する調査では，過去1年間の病的ギャンブル率（2.1％）は一般人口の見積もりよりも高く，問題ギャンブル率（1.4％）は一般人口の見積もりより低かった（Shaffer, Vander Bilt, & Hall, 1999）。その後続いて，6つのカジノで長期間にわたる調査を行った結果，問題ギャンブルの（21.2％）も病的ギャンブル（4.3％）もともに開始時の率は一般人口よりもかなり高かった（Shaffer, & Hall, 2002）。この調査では，病的ギャンブルを同定するための診断基準として比較的厳格でないものを採用していたことで率が高くなったのであろう。

1.3.2 ギャンブルの種類とギャンブル問題

有病率に関する部分的な報告が集まると，研究者たちはギャンブルの種類（タイプ）とギャンブル問題の関係について疑問を抱くようになった。とりわけ，これらの調査からわき起こった疑問といえば，あるゲームを好むプレーヤーたちの間で問題ギャンブルと病的ギャンブルが占める割合は有病率調査から予測される平均基準より高いのかどうかということであった。理論上，そうした情報によると，ゲームは問題ギャンブラーの方をより惹きつける傾向があると示しているようだ。概してこれらの調査は，違いを明らかにできずじまいであった。PetryとMallya（2004）は，異なる視点からアプローチすることで，インターネット上でギャンブルをしたりビデオゲームでポーカーをしたりする人たちに問題ギャンブルの率が増加していることを発見した。インターネットギャンブルに関連した問

> ギャンブルの種類とギャンブル問題に明らかな関連性はない

題は論文のなかで特筆されてきているが，既存のエビデンスでは，インターネットギャンブルによる問題の発生率は驚くほど低いと示唆されている。（例：Ladd & Petry, 2002a）。

1.3.3　ギャンブルが気軽に利用できることによる影響

問題ギャンブルの有病率はギャンブルの利用しやすさに伴って増加してきたという証拠がある（National Research Council, 1999; Petry 2003a）。Shafferら（1999）は，問題ギャンブルの平均有病率は1993年以前では4.4％で，同じく1993年から1997年の間では6.7％であったと報告している。合法化されたギャンブルの新しい形態が導入される前と後で行った比較調査では，問題ギャンブルは時代とともに著しく増加しているか，ずっと変わりないかのいずれかであった（例：Grun & McKeigue, 2000）。

ギャンブルの利用しやすさとギャンブル問題の関係を理解するのはたやすいことではない。測定方法や有病率を求める方法は時代とともに変化していくので，ギャンブルをもっと利用しやすくなることがギャンブル問題の発生率にどれほどの影響を与えるのかを最終的に予測することは，我々としても難しい。すでにギャンブルが位置的に利用可能な場所で新たにギャンブルを選択したからといってそれが問題ギャンブルに影響するかどうかは明らかでない。

最後に，ギャンブル問題に対する公共意識が利用しやすい状態に影響を与えているのかも知れない。ShafferとHall（2002）は，カジノ従業員たちの3年間に及ぶ調査で，問題ギャンブルおよび病的ギャンブルの率は時がたてば減少していく傾向にあることを見出した。この減少を説明する1つの理由は，ギャンブル問題に対する意識の改善と，問題を抱える人たちに対して，より多くの支援が与えられるからである。目下の研究の動向から考えると，ギャンブルにさらされることはギャンブル問題を抱える上での必要条件のようであるが，利用のしやすさは，おそらくギャンブル問題の数ある原因のなかの1つに過ぎないようである。

1.3.4　人口統計学的相関

研究によって，以下のような人口統計学的な変数が問題ギャンブルに関係していることがわかった。これらの人口統計学的な変数の多くは相互に関係している。例えば，少数民族のなかのある地域社会の集まりにおいては，社会経済的な状況と関係している。さらに加えて，ギャンブル問題と人口統計学的な変数との関係は，文献では論議されていない他の変数によって説明できるものかもしれない。例えば，既婚者と未婚者のギャンブル問題の発生率の違いは，社会的支援のような第3の変数に帰せられるものである可能性がある。

未成年や若年成人において問題がより高率でみられる

年　齢

前述したように，ギャンブル問題の率は年齢によって変わってくる。ギャンブ

ル問題は，未成年や若い成人の方が高齢者よりも高率に見られる。一般人口を対象として年齢層で区切った有病率を調べた17の研究のうちの14の研究において，30歳以下の年齢が不釣り合いなくらいギャンブル問題を抱えやすいことが示唆された（National Research Council, 1999）。世界中の，他のどの管轄区で有病率調査を行っても結果は同じようなものである。問題ギャンブルが若者で高率であるにもかかわらず，彼らが治療を受けに来ることはほとんどないようである（Petry & Oncken, 2002; Stinchfield & Winters, 2001; Volberg, 1994）。

性　別

　男性は女性よりもギャンブル問題を抱えやすい（Welte et al., 2001; Shaffer et al., 1999）。Shafferら（1997）は，性別とギャンブルについて調べた18の研究のうち17の研究において，男性の方が問題ギャンブルの率が有意に高いと報告されていることに気づいた。こうした性別の影響は年齢によって変化し，若い年齢層ほど性差が大きかった（Shaffer et al., 1997）。

　歴史的に見ると，治療を求めるギャンブラーの大多数が男性であった。しかし，女性が治療を求めて，そして受ける率が高くなり始めたため，この差がなくなってきている（Ladd & Petry, 2002b; Stinchfield & Winters, 2001）。治療を求める者のグループの中ではギャンブル問題の重症度には性差がみられないにもかかわらず，このグループのなかでは他の条件についての性差が認められる（例：Grant & Kim, 2002; Ladd & Petry, 2002b）。治療を求める男性の傾向としては，より若く，高収入で，より若い年齢からギャンブルをし，そしてギャンブルに関連した犯罪で逮捕歴がある。それに対して女性の傾向はと言うと，ギャンブル開始年齢が高く，より早くギャンブル問題に発展し，未婚で，うつ症状を経験しており，クレジットカードの負債額が高く，そして依存症の既往のある人とつきあいがある。

男性の方がギャンブル問題をかかえやすい

婚姻状況

　離婚あるいは別居している人は，ギャンブル問題の既往がありがちである（Cunningham-Williams et al., 1998）。それに対して，結婚している人は，問題ギャンブルもしくは病的ギャンブルの症状が少ないようである（例：Volberg, 1994; Ladd & Petry, 2002b）。また，結婚している方が，より治療を求める率が高い（Petry & Oncken, 2002）。

少数民族

　米国においては，非白人の少数民族であるということが，ギャンブル問題の率が高いことと関係しているようである（例：Cunningham-Williams et al., 1998; Volberg 1994; Welte et al., 2001; Wickwire et al., 2007）。とりわけ，アフリカ系米国人と米国先住民の危険度が高いことがわかった。地域社会での調査でも全国調査でも，一貫してこれと同じ結果であった。Shafferら（1997）が詳細にまとめた120の有病率調査のなかには，白人（コーカサス人）と少なくとも1つの少数民族の有病率調査を報告している18の研究が含まれていた。これらの研究が各々，問題ギャンブルと病的ギャンブルが少数民族において率が高いことを示している。そして他の国においても同様の結果が報告されている（Blaszcznski et al., 1998）。

少数民族の方が問題が高率でみられる

少数民族で問題ギャンブルの率が高いことは特に厄介である。というのも，これらの少数民族の人たちは，治療を求めたり，問題ギャンブルの悩みを電話で相談するなどまずしそうにないからである（例：Petry & Oncken, 2002; Stinchfield & Winters, 2001）。

社会経済的状況

社会経済的状況は問題と逆相関している

一般人口を対象とした調査で，教育と収入がギャンブル問題と負の相関をもつことが明らかとなっている。この問題に関する15の調査では，所得が25,000ドルもいかない人々が，問題ギャンブルおよび病的ギャンブルのなかで大きな比率を占めていた。またさらに，教育の差異について調査した18の研究では，高校の卒業資格を持たない人々が，問題ギャンブルおよび病的ギャンブルのなかで大きな比率を占めていた。治療を求める人たちに関する調査では。大半が少なくとも高校の卒業資格は持っていた（Petry & Oncken, 2002）。収入と治療を求めることの関係はまだ結論が出ていない。

1.4　経過と予後

長期間問題がなかった後に突然発症する

問題ギャンブルおよび病的ギャンブルには，典型的な発症年齢というものがはっきりしない。DSM-IV-TR（American Psychiatric Association, 2002）では，数年にわたる気晴らし目的のギャンブルを続けた後に，突然ギャンブル問題が出現する可能性がある。また，そうした問題は，ある有害因子をきっかけにあるいはギャンブルをする機会が増えるほど出現してくるのかもしれない。この記述を証明する前向き研究が完遂していないにもかかわらず，今までの研究では，ギャンブル問題は，一度症状が現れたら必ずしも進行性に悪化していくものではないということを示唆している（Hodgins & el-Guebaly, 2000; Slutske, 2006; Shaffer & Hall, 2002）。多くの者にとって，ギャンブル問題はしばしば治療的介入なしに解決することもよくある（Slutske, 2006）。

一般的に人は，思春期早期あたりからギャンブルを始めるようである。通常は，社交的なふれあいや娯楽を目的として家族や友人たちと賭けを始める（例：Gupta & Derevensky, 1998; Winters et al., 1993）。成人の3分の1が11歳以前にギャンブルをし，約80％は15歳以前にギャンブルをしていたと報告している。若くしてギャンブルをすることは，結果として問題ギャンブルおよび病的ギャンブルに関係しているかもしれないという指摘もいくつか見られる。ギャンブル問題を抱える成人は，思い起こせば初めてのギャンブル体験が10歳以前であったということもよくあることである。それと比較すると，気晴らし目的でギャンブルを楽しむ成人は，初めてのギャンブル体験は11歳以降であったことを覚えている。病的ギャンブラーでは，19歳より後からギャンブルを始めたという人は少数派である。

1.4.1　悪影響

　問題ギャンブルは，結果として幅広い悪影響をもたらす。問題ギャンブルに見られる結果で最も一般的なものは，経済的な影響である。60人の問題ギャンブラーおよび病的ギャンブラーを対象としたある調査（Ladouceur et al., 1994）では，56％がギャンブルに月1,000ドル以上を費やしていることが明らかになった。60％以上が多額の借金をしており，20％が闇金融にまで手を出していた。対象者の4分の1以上が破産申請をし，3分の1が負債を背負っていた。違う観点からみると，研究者たちは，合法ギャンブルの収入の20％から40％は問題ギャンブラーおよび病的ギャンブラーたちの賭け金によるものと見積もっている（例：Lesieur & Rosenthal, 1998; Potenza et al., 2000）。

　問題ギャンブラーの家族は，しばしばギャンブラーの行動に巻き込まれてしまう。LorenzとShuttlesworth（1983）は，家族の者が，ギャンブルによって家族の関係が希薄になってしまったと報告していることを見出した。その多く（78％）が，配偶者のギャンブルが原因で別居あるいは離婚しようと考えたと報告している。配偶者の12％が，過去に自殺企図をしたことがあると述べた。これらの家庭の子どもたちのおよそ25％が，学業の不振や薬物およびアルコールの摂取，その他の犯罪行為といった重大な行動上あるいは適応上の問題を抱えていると報告された。家族はまた経済的な打撃も被る。配偶者の65％がギャンブラーに個人的な資金援助を行い，56％がギャンブラーに渡すお金を他から借りており，そして54％が生活費を支払うために借金を余儀なくされていた。

　ギャンブルはギャンブラーの生活の他の部分にもまた影響を及ぼしている。ギャンブラーズ・アノニマス（GA）のメンバーを対象とした調査（Ladouceur et al., 1994）では，30％がギャンブルのせいでしばしば仕事を失っていた。37％が雇い主から窃盗を働き，さらにその約半数が総額5,000ドルに至るほど盗みを繰り返したと報告している。その他の違法行為（例えば，不渡り小切手の発行や万引きなど）もまた，アルコール乱用やうつを含む他の問題と同様に，よく見られることであった（例：Potenza et al., 2000）。

影響は経済，家族，精神におよぶ

1.4.2　自然回復，自然治癒

　多くの問題ギャンブラーおよび病的ギャンブラーは，専門家による治療的介入なしでギャンブル問題から回復しているようである。過去1年間の有病率と生涯有病率との比較では，すべての問題ギャンブラーおよび病的ギャンブラーの少なくとも3分の1がギャンブル問題をうまく解決していることが示唆された（Hodgins et al., 1999）。ギャンブル問題を解決した人々の10％ほど（National Research Council, 1999; Gerstein et al., 1999）が，専門家による治療を求めた。ギャンブル問題を解決した人々の少なくとも20％が，専門家の手助けなしに改善していたと思われる（Hodgins et al., 1999; Slutske, 2006）。

　専門家の手助けを得ていようといまいと，ギャンブルを改めた人たちの大多数は，外的な要因によって改めさせられるというよりむしろ，自ら意識的に改心を

決意した，と報告している。これらの人々は，実際の行動と好ましい行動の間の矛盾に突き動かされたように思われる（Hodgins et al., 2002）。とりわけ，ほぼすべての人が，振り返ってみると，経済的な心配と感情的な要因が原因となってギャンブルを止めたり改めたりしたと報告している。大多数がまた，きっかけとなった出来事は，家族や子ども，どん底を経験したという認識，そしてギャンブル行為のメリットとデメリットについて自ら熟考したことと関係していたと報告している。他の嗜癖行動からの自然回復に関する調査と同様に，改心した理由の大半は，個人の内なる動機づけによってひき起こされており，また，彼らのギャンブル歴がいかに個人的な目標や水準と矛盾を起こしているかについて深く内省した結果であった。

1.5　鑑別診断

躁状態と反社会的パーソナリティを除外せよ

　ギャンブルの症状が見られる時，少なくとも2つの他の障害と診断を鑑別する必要がある。DSM-IV-TRでは，典型的なギャンブルの症状（借金をする，ギャンブルを隠すためにうそをつく，日常生活の機能に及ぼすギャンブルの悪影響を含む）は，躁病エピソードではうまく説明されないと記してある。2つ目に，過度のギャンブルとそれに関連する症状は，時に反社会的パーソナリティ障害の一要素として概念的に十分に説明されうる。反社会的パーソナリティ障害をもつような人々にとっては，ギャンブル行為は，社会規則や長期にわたる悪影響を無視するという，一般的な傾向の1つであるかのように見える。

1.6　合併症

　治療を受けたサンプルだけでなく，一般社会のサンプルを対象とした文献でも，問題ギャンブラーがDSM-IV-TRにおけるいくつかのI軸とII軸診断を合併する率が予想以上に高いことを示唆している。これらの合併症の発症やパターンはまだよくわかっていない。物質乱用を含めた他の心理的な問題の有無が，問題ギャンブラーたちがギャンブルを自制する能力に影響しているかどうかについて取り上げた研究はわずかしかない。Hodginsとel-Guebaly（2000）は，合併に関する問題がギャンブルの治療もしくは回復と，特異に関連するかについては明らかにしていない。にもかかわらず，合併症が，ギャンブルの治療の結果もしくはギャンブルの治療から早期に脱落してしまうことに関係しているかどうかはいまだ明らかでないのである。

1.6.1　物質使用障害

問題ギャンブラーは生涯においてしばしば物質使用障害を合併する

　物質使用障害の既往は一般に，問題ギャンブルと関係している。一般人口を対象とした調査では，レベル2およびレベル3ギャンブラーの35〜63％が，生涯

のある時点において，少なくとも1つの他の物質使用障害の診断基準を満たしていることが明らかになった（Petry & Pietrzak, 2004）。これらの調査でギャンブラーではない人たちの物質使用障害の生涯有病率は，6.5〜19％であった。ギャンブルと，生涯のアルコール問題はもっとも併発しやすい。ギャンブル問題を抱える人たちは，気晴らしギャンブラーやギャンブルをしない人たちに比べて，3〜5倍のアルコール問題を生涯の間で抱える可能性があると見積もられている。違法薬物の乱用とレベル2およびレベル3のギャンブル問題の両方を持つ基準率はかなり低い一方で，ギャンブル問題を抱える人たちは，気晴らしギャンブラーやギャンブルをしない人たちに比べて，生涯のある時点において4〜5倍も違法薬物を乱用する可能性があることがわかってきた。ギャンブルと喫煙に関するある調査では，重症ギャンブラーの41％が喫煙者であったが，気晴らしギャンブラーでは30％に過ぎなかった（Cunningham-Williams et al., 1998）。

　治療を求めるギャンブラーでは，30〜63％が生涯のある時点において少なくとも1つの物質（薬物）を乱用しており，5〜39％が現在も物質乱用の問題を抱えていることがわかった（Petry & Pietrzak, 2004）。アルコールがやはりギャンブラーにとって最も一般的に乱用される物質（薬物）であり，26〜63％がアルコール問題を抱え，4〜23％が現在も違法薬物を使用中である。それに対して，治療を受けているギャンブラーの喫煙者の率は37〜69％と，一般社会におけるギャンブラーの喫煙率よりも高い。

1.6.2　気分障害

　気分障害もまたギャンブル問題と併発するが，悲観的な感情を打ち消すためにギャンブルをすることがあるように，それ自体は驚くべきことではない（例：Blaszczynski & Nower, 2002）。その上，ギャンブル問題の予期すべき結果である経済的な困窮が悲観的な感情（negative affect）を生み出すであろう。一般人口を対象として気分障害とギャンブル問題の関連性を調べた2つの研究が発表されている。Blandら（1993）によると，病的ギャンブラーはギャンブルをしない人と比べて，うつ症状と気分変調症の生涯有病率がはるかに高かったが，大うつ病や双極性障害はそうでもなかった。Cunningham-Williamsら（1998）は，ギャンブル問題を抱える者に限らずギャンブラーは，気分変調症および少なくとも1つの大うつ病エピソードを含むうつを生涯の間に経験する可能性が，ギャンブルをしない人たちよりも高かったと報告している。この彼らの打ちたてた証拠は，うつ症状がギャンブル問題に先行して起こっている可能性を示唆している。これらの研究は，ギャンブル問題を抱える人たちの希死念慮や自殺企図の可能性がより高いか否かに関しては相反する報告をしている。

　治療を受けているギャンブラーに関する調査では，うつ症状が高かったことが報告されている。この集団における大うつ病の生涯有病率は，33〜76％であったと報告された（例：Specker et al., 1996; Petry, 2005a; Winters & Kushner, 2003）。その上，うつ症状がギャンブル問題に先行し，さらにひょっとするとその一因になっている可能性を示唆する証拠もある。治療を求めるギャンブラーにおける双

> うつ症状がギャンブル問題に先行することがよくある

極性障害に関しては，確定的な証拠はまだ存在しない。とりわけ入院中の患者を対象とした調査から，治療を求めるギャンブラーの希死念慮や自殺企図は，予測されるよりも高率であるという確たる証拠も得られている。

1.6.3　不安症

Cunningham-Williams ら（1998）は，一般人口を対象とした調査で，レベル 2 およびレベル 3 ギャンブラーはギャンブルしない人に比べて，生涯の間で恐怖症を経験する可能性が高く，他の不安症ではそうでもないことを見出した。Bland ら（1993）は，病的ギャンブラーはギャンブルしない人に比べて不安症を経験する可能性が高いが，個々の不安症では差がないことを見出した。治療を求めるギャンブラーについて行った調査では，不安症状はより高いレベルであったが，特定の不安症に関してはどれも反対の証拠が示された（例：Black & Moyer, 1998; Specker et al., 1996）。

1.6.4　Ⅱ軸障害

地域社会をサンプルとした 2 つの研究では，そこではギャンブル問題を抱える人たちのなかに反社会的パーソナリティ障害（ASPD）がかなり高率に見られると発表された（Bland et al., 1993; Cunningham-Williams et al., 1998）。それに加えて，Slutske ら（2000）は，男性で高齢の双子を用いた研究で，問題ギャンブラーたちはギャンブル問題を持たない人たちに比べて，ASPD が高率であることを見出した。治療を求めるギャンブラーに関する調査のなかでは，ASPD がしばしば認められた（例：Steel & Blaszczynski, 1998）。

その他のパーソナリティ障害について検討した研究はほとんどない。検討したものをみると，治療を求めるギャンブラーにおけるパーソナリティ障害は，わずかな率というものから高率にみられたとするものまであった。明らかな結論はこの研究からは導き出せない。

1.7　診断の手法と記録

この章では，問題ギャンブルのための，経験的に支持された診断面接と自己記入式方法について概説する。有力な治療者をみつけ出す手助けとなるような評価尺度も含まれている。

1.7.1　ギャンブルの重症度を測るための診断面接（DIGS）

診断基準の評価　　ギャンブルの重症度を測るための診断面接（Diagnostic Interview for Gambling

Severity；DIGS；Winters et al., 2002; Stinchfield, 2003）は，現在のあるいは過去の病的ギャンブラーのための構造化された診断面接である。正確かつ信頼できる診断を与えてくれるのに加えて，随意的な DIGS の質問は，ギャンブルへの没頭の度合いや治療歴，精神的衛生のスクリーニング，経済的な困窮度，法律上の問題などを評価する。DIGS は，臨床的にギャンブル問題を抱えているであろうと評価された人を用いて開発され，訓練を受けた面接者によって施行される。DIGS には，DSM-Ⅳにおける病的ギャンブルの 10 の診断基準のそれぞれについての 2 つの質問と，DSM-Ⅳの主な I 軸診断のカテゴリーそれぞれについてスクリーニングするためのおよそ 5 つの質問が含まれている。これらのスクリーニング質問は，DSM-Ⅳのための構造化面接（Structured Clinical Interview for DSM-Ⅳ；SCID；First et al., 2001）から選ばれた項目であり，SCID の特定の測定基準を実施する必要性を効果的に確認できる。臨床におけるサンプルを用いた場合，20 の診断項目が，収束的および弁別的妥当性と同様に高い内的整合性（$\alpha = .92$）を持つ（Winters et al., 2002）。これらの項目を因子分析すると，一次元的因子構造であることが明らかになった。一般人口を対象とした調査は，一貫して心理統計学的に検証されたものである（Stinchfield, 2003）。DIGS の複製は，ミネソタ大学精神科の青年薬物乱用研究センター（Center for Adolescent Substance Abuse Research）から入手できる。

1.7.2　South Oaks Gambling Screen（SOGS）

20 項目からなる自己記入式の質問用紙で，過去 1 年間あるいは生涯の間における問題ギャンブルを評価するための方法として最も広く用いられている（Lesieur & Blume, 1987）。スコアは 0 〜20 点の範囲となる。2 項目以上記入されれば問題ギャンブルを，4 点以上になると病的ギャンブルであることを示す。その他の，成人で治療を求める人をサンプルとした心理統計学的研究では，内的整合性が良好（good）〜優（excellent）（$\alpha = 0.86$〜0.97）であり，再検査信頼性は妥当 $r = 0.71$）で，治療者－被検者間の面接では収束的妥当性が示された（0.86; Lesieur & Blume, 1987）。SOGS は，初めから DSM-Ⅲ の診断基準と交差妥当性を持っていた。その後さらに，臨床サンプル，成人サンプルの両方ともに，DSM-Ⅳにおける病的ギャンブルの診断基準と相関を持つことが明らかとなった（それぞれ $r = .83$ と .77）。そして，全体感度は 0.91 で，特異性は 0.99 であった（Stinchfield, 2002）。SOGS は，有病率調査に用いる場合には偽陽性率が高いことや，経済的な問題に関しては過度に強調されてしまうことが批判されている。

最も広く使われているスクリーニング法

1.7.3　Lie/Bet Questionnaire

Lie/Bet Questionnaire（Johnson et al., 1977; Johnson, Hamer, & Nora, 1998）は，2 項目からなるスクリーニングツールであり，いくらギャンブルにつぎ込んだか，賭け金が大きくなっていくことに必要性を感じていたかどうかを尋ねる。これら

の項目が選ばれているのは，これらが病的ギャンブルかどうかを予測するための最良の診断基準であると考えられるためである。どちらか1つあるいは両方の項目に対して肯定するという点で，ギャンブラーズ・アノニマスのメンバーたちと気晴らしギャンブラーたちとを明確に区別できる（Johnson et al., 1977）。この評価尺度の感度は.99～1.0であり，特異性は.85～.91であると報告されている。この尺度に関するその他の心理統計学的な情報は得られていない。

1.7.4 ギャンブル行為時間記録振り返り表（G-TLFB）

ギャンブル行為を測定する

時間記録振り返り表の方法は，嗜癖行動における変化を評価する上で，妥当性と信頼性のある戦略の1つである（Sobell & Sobell, 1996, 2000）。G-TLFB（Gambling Timeline Follow-back）は，過去6カ月間における最近のギャンブル行為を評価するのにこの方法論を用いている（Weinstock et al., 2004）。過去を振り返って，対象とする行動の頻度や強さをカレンダーに書き込んでいく。記憶の手助けとなるもの（予定帳，銀行やクレジットカードの明細書など）は，クライエントが出来事や行動パターンを思い出すための補助を目的として奨励されている。そうして仕上がったものは，対象となる行動の詳細な記録であり，治療への導入や行動の変化のモニターとして用いることができる。120以上の研究発表がこの方法論を用いており，その心理統計学に関して35以上の研究が評価を下している。

G-TLFBに関して集められた情報には，（a）ギャンブルの種類，（b）ギャンブルに費やす総時間，（c）賭けにつぎ込もうとする総額，（d）実際につぎ込んだ総額，（e）賭けの最終結果，（f）通常飲んで消費しているアルコール飲料の量，が含まれる。G-TLFBを実施するにあたっての使用説明は，第8章のツールボックス（付録1参照）に掲載している。説明は，記載された指示を熟練の専門家が概説することから始まっている。指示には，過去6カ月間のギャンブルを再現する手助けとなるであろう，記憶を呼び覚ますための方策をどんなものでも利用することを勧めている。そのような方法のなかには，直接カレンダーにメインとなる日付（例えば誕生日や支払日など）やギャンブルを自制していた期間，ギャンブルにのめり込んでしまった日，またギャンブルを行うパターン（例えば毎週木曜日の午後に友人たちとカジノに出かける，毎週宝くじを購入するなど）を書き込むことが含まれる。また，ギャンブルの具体例を挙げることで，クライエントがその課題を確実に理解するようになる。

方法の説明が一通り終わると，評価者はクライエントが最近のギャンブルのエピソードを記録する手伝いをする。クライエントがG-TLFBを使用する能力があるとわかったら，彼または彼女にはカレンダーを独自に完成してもらう。評価者は，質問がある場合だけ求めに応じるに留めておくべきである。（時間記録振り返り表を施行するにあたってもっと詳細な解説が知りたければ，SobellとSobellの1996年版マニュアルを参照のこと）。報告されたギャンブル行為の頻度にもよるが，G-TLFBを完成させるためには20～40分必要である。最初はその課題はやっかいそうに思えるが，いったん訓練し始めれば，その手段をかなり簡単に遂行できるようになる。たいていの人々は，本人が意識していなくても，明確な

ギャンブルのパターンを持っている。例えば，主なギャンブル行事はたいてい彼らの記憶のなかで非常に明白に刻まれている。

　G-TLFB は心理統計学的にも妥当性が検証されている。最近の研究によると，頻回にギャンブルを行う人は 6 カ月分の G-TLFB を仕上げるという（Weinstock et al., 2004）。すべてのサンプルと問題ギャンブラーだけの抽出サンプルにおける G-TLFB の 6 つの要素の再検査相関性は .73〜.96 の間であった。58 人の頻回なギャンブラーたちは，収束的妥当性のある実験・臨床試験等の計画表を仕上げた。これらのギャンブラーたちはまた，G-TLFB の 6 つの行動に関する日々の自己観察記録を 1 カ月分完成させた。自己観察した月が終了して 2 週間後には，参加者たちは 6 カ月分の G-TLFB を完成させていた。勝敗の変数を除いて，自己観察と G-TLFB のデータは同一の 1 カ月間において，頻回なギャンブラー全体のサンプルで高い収束的妥当性（その係数率は .64〜.91 であった）を示し，これは問題ギャンブラーとして同定された人々も同様であった。G-TLFB の勝敗データを吟味してみると，これらのギャンブラーたちは，気晴らしであろうと問題を抱えていようと，人によって一貫性のないやり方で負けを過小評価する傾向があることがわかった。TLFB の方法論は，相並ぶ報告間で高い一致を示している。

1.7.5　依存重症度指数─ギャンブル下位尺度（ASI-G）

　ASI（Addiction Severity Index）は嗜癖行動に関連する問題を評価し，しばしば治療中の変化をチェックする尺度指数として用いられる。その尺度のセクションのなかには，身体的既往歴，職業，アルコール，他の薬物使用，法律上の悩み，家庭－社会における悩み，感情面の苦痛などが含まれており，面接もしくは筆記用具（＝紙と鉛筆）のみで施行可能である。この場合の信頼性と妥当性は十分に確立されている。ASI-G は，ASI の補足であり，5 つの項目で構成されていて，ギャンブルをした日々や費やしたお金，経験したギャンブルの問題，ギャンブルの問題に関連した悩み，そして過去 30 日間の治療の重要性について質問する。ASI-G は，一因子構造であり内的整合性は .90 である。また，経時安定性は良好（good）で，他のギャンブルの尺度との収束的妥当性は優（excellent）であることが示されている。ASI と組み合わせた場合，このギャンブルの重症度の尺度は，ギャンブルの開始当初の重症度と治療中・治療後の重症度の変化に関する情報を提供してくれる。ASI-G の項目は，Petry の 2003b の論文あるいは同じ著者による文献（2005a）に見受けられる。

ギャンブル行為に関する詳細な情報を提供する

1.7.6　ギャンブラー信念質問票（GBQ）

　研究者たち（例：Ladouceur & Walker, 1996）は，不合理な信念が問題となるギャンブル行為の要因の 1 つであり，そしてそれゆえに，問題ギャンブルの治療成果を和らげてしまうことを示した。GBQ（Gambler Belief Questionnaire；Steenbergh et al., 2002）は 21 項目からなるギャンブルに関連した不合理な信念についての自

問題の重症度評価

己記入式の評価尺度である。GBQ の項目は，ギャンブルについての不合理な記述（statement）で構成されており，回答者はそれぞれの項目に同意する度合いを，7ポイントリッカート尺度（7-point Likert scales）を用いて評価することを求められる。テストの項目は，文献の概観に基づいて開発され，熟練した採点者からのフィードバックに基づいて修正された。403人が参加した多様なサンプルのなかで，GBQ は優れた項目間整合性（$a = .92$）と時間的信頼性（$r = .77$）を示した。因子分析では，2つの因子が同定された。幸運と忍耐への信念（belief in luck/perseverance）およびコントロールの幻想である。それらが分散の48%を占めていた。GBQ の総得点は，ギャンブル行為と，ギャンブル問題の程度とに相関していた。これらの所見を基に，GBQ は問題ギャンブルの包括的な評価の手助け，また，治療への取り組み（efforts）を開発したり評価したりするにあたって，明らかな有用性を持っている。

　GBQ の心理統計学については，問題ギャンブラーのサンプルを用いて調査されてきた。そのなかには治療を求める人たちも含まれている（Whelan et al., 2003）。対象者の30%以上が少数派の人種であった。そこでまたしても GBQ は高い内的整合性を示した（$a = .85$）。問題ギャンブルの治療が成功した人たちは，ギャンブルに対する認知の捉え方と一致して，治療前－治療後で GBQ のスコアが有意に減少していることが証明された。この尺度によれば，より高いスコアほど認知の歪みも大きいことが反映されているということになる。評点する際には，各項目の得点を合計し，さらに147からその合計点を引く。GBQ の項目は，第8章のツールボックス（付録2参照）に掲載している。

1.7.7　ギャンブル自己効力感質問票（GSEQ）

変化の予測と変化の維持

　GSEQ（Gamblers Self-Efficacy Questionnaire）は，16項目からなる自己記入式の評価法であり，さまざまな危険度の高い状況においてギャンブル行為をコントロールできると自覚するような「自己効力感」を評価するという手段である（May et al., 2003）。嗜癖行動をコントロールできるという自己効力感の評価は，行動の変化をモニターしたり，治療で得た効果の持続を予測したり，危険度の高い状況を特定するのに役立つ。GSEQ は，治療における変化を効率良くモニターしたり，再燃の危険がある患者，クライエントを同定することを意図して作成された。GSEQ の各項目に回答することにより，16の状況においてギャンブルをコントロールする能力に対する自信の度合いが表されることになる。その得点は，自信についての評点の平均パーセントである。GSEQ の全項目を評点するには，得点を足して，その合計を16で割る。得点が高いほど自覚する自己効力感が高いことを示している。GSEQ の項目は，第8章のツールボックス（付録3参照）に掲載している。GSEQ の項目は，Marlatt（1985）による潜在的に再燃しやすい状況のカテゴリーを表すように開発された。GSEQ は高い内的整合性を持ち（$a = .96$），再検査信頼性（test-retest reliability）は良好（good）（$r = .86$）であった。GSEQ の得点は，ギャンブル問題の未経験者と経験者の間でみると，問題ギャンブルの報告が多くなるほど GSEQ の得点が低くなるという負の相関を示した。この評価

法もまた，一次元的因子構造を有することが明らかとなっている。

　GSEQ の心理統計学的特性については，ギャンブルの治療を求めた問題ギャンブラーと治療を求めなかった問題ギャンブラーのサンプルを用いて評価されてきた（Whelan et al., 2003）。対象者の 30％以上が少数派の人種であった。GSEQ は，高い内的整合性を持ち（a = .97），単一要因から成るギャンブル行為に対するコントロールの自己効力感を評価できることが明らかとなっている。自己効力感の理論と一致して，治療を求める人たちは，治療が成功した後では有意に GSEQ の得点が増加していることが証明された。これらの結果は，臨床現場で GSEQ を用いることの有用性をさらに支持するものであった。

2 理論とモデル

　第1章では問題ギャンブルおよび病的ギャンブルについて，定義，疫学，合併症，評価法について概説した。これらを踏まえて，本章ではギャンブル問題の説明モデルに焦点をあてていく。嗜癖行動に対して有効な臨床的介入方法を提供するには，明確かつ包括的な理論が必要である。良い理論とは有用なもののことである。精神病理の理論やモデルはそれが評価に値する結果を提供できるかどうかで評価される。

　物質使用障害の分野では，いくつかの臨床的な介入方法について説明している経験に基づいたモデルがあるが，ギャンブル行為の治療に関してはそれほど十分に確立された文献研究は存在しない。いくつかのモデルは問題ギャンブルの病因に言及しているが，そのなかでも十分な経験に支持されるものだけが症例の概念化や治療に用いられるべきであると考える。本章ではまず問題ギャンブルの基本となる理論について吟味し，さらに，指導による自己変革治療の土台となる，それらを統合したモデルについて述べる。そして本章の末尾ではこの治療モデルの概説をし，その理論的根拠の明示をもってしめくくる。

2.1　嗜癖行動としてのギャンブル

> 嗜癖モデルとは嗜癖に関する研究がギャンブルに適用されたものである

　問題ギャンブルを嗜癖として概念化する根拠は数多くある（Dicerson, 2003; Herscovitch, 1999; Klingemann et al., 2001; National Reserch Council, 1999 など）。嗜癖の必須要素は，ある活動に完全に夢中になり，人生においてよくない結果になることを顧みずに，それを追い求めてしまうことである。問題ギャンブルは問題飲酒や喫煙，薬物乱用などの他の嗜癖行動と共通の特徴や結果を有している（National Research Council, 1999; Wickwire et al., 2007 など）。すでに述べたように，病的ギャンブルの診断基準には他の物質使用障害と共通の症状が反映されている。問題ギャンブルは他の嗜癖と同様に，コントロール不能，没頭，耐性，離脱，逃避，切望，他の付随する生物・心理・社会的問題を含んでいる。脳画像研究から，非薬物への強迫行為は物質使用障害と神経生理学的な共通点があるという神経科学のエビデンスも増えている（Holden, 2001; Koepp et al., 1998）。

　このように問題ギャンブルと他の嗜癖行動の間に類似点があることは，ギャンブル行為の研究者たちが嗜癖行動に関する治療の研究から学びうることを示唆している。この場合，そこから学ぶというのは，単にアルコールや薬物乱用の治療を問題ギャンブルに当てはめることではない。これら嗜癖行動の治療の基礎となる，行動変容の原則は，問題ギャンブルにおいても考慮に値するということである（e.g., Herscovitch, 1999）。問題ギャンブルに対する有望な治療プログラムは，一般的な行動変容の原則を具現化するべきであるが，その一方でギャンブル行為

表4　問題ギャンブルおよび病的ギャンブルの理論

理論	記述
学習	・勝つことや，ギャンブルに関連する楽しみを経験することでの正の強化がギャンブル行為を継続する原因となる。 ・ストレスや経済的不安，ややこしい家庭環境などの不愉快な経験から逃れるという形での負の強化によってギャンブル行為が増加する。 ・大勝は非常に強力な強化子となる。 ・即時に強化子が与えられるスロットなどのゲームはより容易にギャンブル行為を増加させる。 ・ギャンブル施設がギャンブル再開の誘因（無料券など）を提供することが呼び水となる。
認知	・ギャンブルやその結果がランダムに起こることの本質を理解していないから，より多くのギャンブル行為を行ってしまう（表5参照のこと）。 ・ギャンブラーは，他者の過剰なギャンブル行為のモデルを見たり，非合理的なギャンブルに関する考え方を聞くことで代理学習ができるかもしれない。 ・問題ギャンブラーは自身を制御する自信がないために，ギャンブル行為を制御することに失敗する。
生物学	・遺伝的要因は問題ギャンブルへの傾倒の原因になっている可能性がある。 ・ドパミン，セロトニンおよびノルエピネフリンは，主要な行動のプロセスに関連して問題ギャンブルの一因を担っていると考えられている。 ・中脳辺縁系の報酬系におけるドパミンの活動低下が，他の嗜癖行動障害と同じように問題ギャンブラーで同定されてきた。問題ギャンブルや他の嗜癖は，この低活動性を埋め合わせるために奮闘する姿の表れなのかもしれない。
疾病	・問題ギャンブルでは背景にある疾病にその責任がある。 ・ギャンブル行為の引き金にさらされることで疾病のプロセスが引き起こされ，結果として慢性的で衰弱にいたる過剰なギャンブル行為とその関連問題の悪循環に陥る。 ・疾病のプロセスは，完全にギャンブルを断つことではじめて止められる。

に特有の要素も扱うべきである。幸運への確信やコントロールできるという錯覚（Ladouceur & Walker, 1996 など）といった非合理的思考，経済的困窮，ほとんど起こりそうもないがゼロともいえないギャンブルで大金が転がり込んでくることを夢見ることなどは，いずれも一般的に知られるギャンブルに特有の，もしくはより際立った姿である。こうした徴候に関しても，一般的な嗜癖治療の原則を用いて問題ギャンブラーとともに取り組む必要がある。

　ギャンブルを嗜癖として概念化するなかで，問題ギャンブルおよび病的ギャンブルを説明するいくつかの理論が提唱されてきた。次の数節と表4において，これらの理論を概説している。我々は，嗜癖にいたる変化の過程に焦点を当てつつも，ギャンブル行為特有の側面を理解できるよう柔軟に理論を結論づけている。

2.2　学習理論

　臨床科学者は，ギャンブル行為を説明するにあたって学習理論を広く採用している。問題ギャンブルに対する早期の治療アプローチでは，問題ギャンブル行動の獲得と維持にオペラント条件づけの影響があることが強調されている。

過剰なギャンブル行為のオペラントによる説明

オペラント条件づけは，特定の行動が繰り返される頻度や確率はその行動に引き続いて起こった結果に左右されるという学習理論に基づいている。強化が重要な概念であり，ある特定の行動の頻度が増加した場合，それはその行動に引き続いて起こった結果によるというものである。ギャンブラーは自らのギャンブル行為（スロットマシーンに興じること）で強化子（お金）が得られることを学習していく。

　ギャンブラーがどれほどギャンブル行為を続けるかという限度は，さまざまな要因に左右される。強化子が得られるスケジュールというのは，行動変容に最も影響を与えるものの1つである。変比率（強化）スケジュール（VRスケジュール）とは，絶えず変化する行動反応数が条件となって強化子が得られるようにするものである。対象者は次の報酬がいつ得られるか決してわからないので，この強化スケジュールは一貫した高頻度の行動反応を得るための非常に強力な手段である。多くのギャンブル活動において，その人が報酬を得られる頻度は変比率スケジュールに類似している。例えば，ルーレットであるプレーヤーは2回連続して賭けに勝っても，次の5回は負ける可能性だってある。この常に変化するスケジュールは，頻繁で根強いギャンブル行為を作り出す傾向にある。実際に，Skinner（1953）は「高頻度の反応を作り出すそのようなスケジュールの効果について，ギャンブル施設の経営者は以前から十二分に承知している」と述べている（p.104）。

　生物はある行動で，もはや望ましい結果が得られないならば，やがてはその行動を中止することを学習する。このように，以前は報酬を得られていた行動がもはや強化されないことを学ぶというプロセスは，消去と呼ばれる。一方で，変比率による強化は消去を起こりにくくする。カジノでプレーヤーが絶対勝てないようにスロットマシーンを設定したならばどうだろうか。以前に変率スケジュールで強化されてしまったギャンブラーは，もっと頻繁に勝利してきたギャンブラー，言い換えれば頻繁に強化されてきたギャンブラーに比べ，変化を識別することに苦戦し，スロットマシーンをやめるまでにより多くの時間がかかるだろう。もちろん現実世界では，カジノはスロットマシーンのプレーヤーを強化し続けて，そのために問題ギャンブラーはプレーをやめることが難しくなる。長期的に見れば彼らはお金を損失しているにもかかわらず，変率的に払い戻されるスケジュールは彼らにプレーを続けさせるよう仕向けるのである。

　ギャンブルを理解する上で考慮すべき他の行動概念には，「大勝の影響」，「強化の即時性」，「プライミング」（Petry, 2005a）といったものがある。我々が治療した問題ギャンブラーにこれらの概念がよく例示されている。イヴォンヌは過去12カ月間で10万ドル以上負けてしまい，感情的にも対人関係においても相当な苦悩を抱えていた。ギャンブル歴をみてみると，彼女のギャンブル行為はスロットマシーンで6万ドル勝ってからというもの，ずいぶんひどくなってしまった。大勝することで，それがかえって問題ギャンブルの誘引となることがしばしば見られ，このような所見はいくつかの経験的な実証により支持されている。

　イヴォンヌはブラックジャックとスロットマシーンに興じることを好んだ。これらはともに，即座に報酬が得られるため，彼女のギャンブル行為を強化するものであった。彼女は強化が遅れるようなギャンブルに対しては興味を示さなかっ

た。イヴォンヌのケースは，先行研究のなかで見られるような治療を求める問題ギャンブラーの典型例である。Petry（2003a）は，治療を求める問題ギャンブラーの63％はスロットマシーンかカードゲームに興じる者であり，15％は主として宝くじに興じていたと報告している。宝くじで問題ギャンブラーまで至るのは概して少数である。しかし，ますます増えているインスタントウィンやスクラッチカードのようなインスタントくじは即時の報酬を得られる機会を提供するものであり，オペラント理論によれば，購入から強化までの間隔が短いためにこのような賭けはより多くの問題ギャンブルを引き起こす可能性が高い。

プライミングとは，生物が反応を止めた後，その反応を再開させるための刺激として強化子が意図的に提供される時に起こる。プライミングが嗜癖行動の再開に強い影響を持ちうることは，薬物の研究で証明されている（Stewat & Wise, 1992）。カジノ側はプライミングの価値をよくわかっていて，カジノでの食事や宿泊ホテルのただ券や割引券といった魅力的なものをプレイヤーにせっせと送りつけ，それに駆り立てられるようにして彼らはしばしばギャンブルへと引き戻される。イヴォンヌのケースでも，カジノは彼女をギャンブル行為に駆り立てようと，定期的に彼女を誘惑するものを送っていた。そしてそれは効果的であった。イヴォンヌの誕生日には，カジノ限定で使えるという1,000ドルの小切手を送った。あいにく彼女はその1,000ドルをカジノで浪費してしまった上に，さらに追加で自分のお金まで使ってしまった。

お金だけがギャンブル行動の強化子ではない。イヴォンヌのケースではカジノでの経験自体が強化子であった。彼女はカジノの照明や音楽，ギャンブル場の活気が好きだった。「コンプ」[訳注1]や割引価格で提供される料理や飲み物，併設のホテルやリゾートでのサービスが，さらなる誘因になったのである。

負の強化もイヴォンヌのギャンブルに影響を与えた。負の強化は特定の行動をすることで，不快な刺激が取り去られたり止まったりした時に起こる。嗜癖に関する文献によると，嗜癖行動の維持には負の強化の役割が相当大きいことが示されている（Baker et al., 2004）。ギャンブラーは彼らがギャンブル行為を始めるさまざまな理由を挙げるが，それらは悲観的な気分を改善することや，退屈を紛らわすことである（Neighbors et al., 2002）。イヴォンヌのケースでは，ギャンブル行為のおかげで，日常のストレスをたくさん感じている仕事や家庭生活から逃れることができていた。

問題ギャンブルに対する学習理論に基づいた行動的介入が奏効することが報告されているにもかかわらず，はなはだ多くのギャンブラーがギャンブルをやめることができない。このことは問題ギャンブルが行動モデルを用いることだけで説明するのは困難であることを示している。しかしながら我々は，行動の要因は問題ギャンブルのより包括的なモデルにおいて重要な要素であると考えている。

訳注1）一般的にカジノでは，上客を囲い込む目的から，カジノでの飲食代や併設のホテルの宿泊費等を無料もしくは割り引く，ホテルの部屋のランクを無料でアップグレードするといったサービスを行っているところが多く，これを通称「コンプ」と呼ぶ（Wikipediaより改変）。

2.3 認知理論

誤った考え方がギャンブル問題を引き起こす

　多くのギャンブラーが話す内容や行動の仕方から，ギャンブル行為自体とギャンブル中に勝ちにつながる要因について明らかに考え違いをしていることがわかる。問題ギャンブラーは趣味でギャンブルに興じる者に比して，そのような考え方に確信を持っていることがわかっている。このような考えの多くは，彼らが自らの行動とランダムに起こっている結果との相関関係を錯覚していることを示している。例えば，スロットマシーンのプレーヤーが大当りしたばかりの台から離れようとしないことがよくある。彼らは大当たりが出た後もプレーし続けて2度目の大当りが出たことを覚えているか，しばらく当たりの出ていない台は「当然」当たりが出るものと思い込んで，その台に固執してしまうのかもしれない。この行動は，ギャンブラーが，スロットマシーンはお金が一杯になれば当たりが出るように仕組まれているという根拠のない信念を持っていることを物語っている。ロッテリー（数字選択式宝くじ）をする者の多くが慎重に番号を選ぶ。彼らは自分が夢でみたラッキーナンバーや，フォーチュン・クッキーに書いてあったナンバーについて語る。認知モデルはこれらの行動の背景にある誤った思考過程を同定し，このような認知の歪みが逸脱したギャンブル行為を維持している原因であると仮定している（Ladouceur & Walker, 1996 レビューとして参照）。スロットマシーンのプレーヤーは，はずれが出るたびに当たりが出る確率は上がっていると信じている。彼らはたったもう一回転で出ると信じている当たりを逃したくないから，その台に固執し続けてしまう。そのような信念は一般的に，ランダムに起こる事象は互いに完全に独立していることを理解していないという，根本的な認知の誤りに原因を求めることができる（Ladouceur et al., 2002）。表5は一般的なギャンブルに関する非合理的な信念および，それらについての説明と例の一覧である。

　非合理的な信念と思考過程は問題ギャンブラーおよび病的ギャンブラーでは一般的である一方，ギャンブルをしている時の認知を調べた調査では，普段はギャンブル問題を抱えていない人でも，ギャンブル中の思考の多くは非合理的になっている可能性を示唆している（Coventry & Norman, 1988; Ladouceur, 2004 など）。ほとんどの人がギャンブルをしている時は非合理的な考え方をしているのに，一部の者は過剰なギャンブルに走り，それ以外の者はそうならないことを認知的な観点からどのように説明することができるのであろうか。問題ギャンブラーとそうならない者の主な違いは，問題ギャンブラーがギャンブルに関する信念を強く確信していることにあると見られる（Ladouceur, 2004）。

　問題ギャンブルに対する認知的な観点から，情報に基づく予防戦略（Benshain et al., 2004; Floyd et al., 2006; Steenbergh et al., 2004 など）とギャンブラーの信念を修正するために作られた治療プログラム（Ladouceur et al., 2002 など）についての概念モデルが提供されてきた。しかしながら，病的ギャンブルに対する非合理的な信念の治療意義を支持するものは限られている。治療成績の研究では，1つの研究を除いて治療前後での認知の変化は調べられておらず，その研究では複数の治療要素を用いた認知行動療法プログラムで治療されたギャンブラーで非合理的な信念が減少したことが示されている（Breen et al., 2001）。妥当性と信頼性が

表5 一般的なギャンブルに関する非合理的信念

信念	記述	例
コントロールできるという錯覚	本来ランダムに起こる出来事の結果に影響を及ぼすことができるという能力の過大評価。	craps（クラップス＝2個のサイコロを使う賭博）のプレーヤーは小さい目を出したいためにそっとサイコロを振り，大きい目を出したいために強く振ったりする。実際にはサイコロの目のようにランダムに起こる事象にギャンブラーの行動が影響を与えることはない。
ギャンブラーの誤信	特定のランダムな結果が起こる確率が，その事象が最近起こっていたなら減少すると信じること。同様にランダムな事象が数回の試行の後に起こっていなければ，次の試行で起こる確率が上がると信じること。	ルーレットのプレーヤーが最後の4回は黒の目が出たとわかると，彼女は黒が5回連続出る確率は非常に低いと考えて次は赤に賭けようとする。同様に，ナンバーくじでは，過去の当選番号を集めて，まだ当選していない組み合わせを作る。彼はある番号は当然当たるものと信じている。もちろん，これらのゲームの結果は完全にランダムである。なぜならルーレットの回転やくじ引きはそれぞれ独立しており，将来の結果に影響しない。クライエントに「ルーレットは前回の結果を覚えていない」と説明することは時に有用である。
運	自分が成功しやすく幸運であるという信念。ギャンブラーは彼らが先天的に勝つ傾向を持っていると信じている可能性がある。	ブラックジャックで数回勝利した後に，ギャンブラーが自分自身を「ついている」と思い込んでギャンブルを続ける。彼はいま「ついている流れ」だからと説明するかもしれない。勝ちは幸運の証明であり，負けはついていないことを示す。幸運とは精神的なイメージを表すものであり，経験則では存在しないものである。
技術志向	コントロールできるという錯覚に関連している。自らが勝つ確率を上げるための技術や能力を持っていると信じること。	スロットプレーヤーが，経験をつめばスロットマシーンが"きてる"時や今にも大当りが出そうなことを予見できるようになると信じること。プレーヤーは自らが結果に影響を与えることができなくてもそのような信念を抱き続けるであろう。

　検証されたギャンブルに関する認知の評価尺度が最近開発されており，将来的には問題ギャンブルに対する有効な認知療法に関連する変化のメカニズムを探究することが可能になるだろう。
　非合理的信念とギャンブル行為の関係についての実験研究では矛盾した結果がみられる。Floydらが我々の施設で行った研究（2006）によると，ギャンブルについて警告メッセージを発すると非合理的信念が修正され，賭けられる金額も減少することが明らかになった。しかしながら，ギャンブル行為を変化させる要因

となる非合理的信念が減少することは証明されなかった。Benshain ら（2004）も，誤ったギャンブル信念とギャンブル行為が減少することを報告しているが，因果関係は明らかにされていない。反対に，他の研究（May et al., 2005; Steenbergh et al., 2004）では，ギャンブル行為における行動面での変化を伴うことなく非合理的信念が修正されたことが示されている。これらの研究は，認知的変数が問題ギャンブル行為においておそらく果たしているであろう役割に異議を唱えるものである。認知の歪みは，問題ギャンブルの原因というよりもむしろ，ただ単に行動の結果もしくは行動を描写しているに過ぎず，説明的意義に乏しい可能性もある。そういった見解は，個人は自分の行動を後づけで解釈し，その解釈に基づいて自分の姿勢や信念を形作るという自己防衛理論に矛盾しない。

　代理学習も問題ギャンブルに影響を与える。カナダの高校生を対象に行われた研究では，両親にギャンブルの問題がある生徒には問題ギャンブルが生じる確率が高くなることがわかった。このことはギャンブル行為に曝露されることが子どものギャンブル問題を増加させる可能性があることを示唆している（Gupta & Derevensky, 1998）。社会学習を介した心理学的な伝染も影響があるというエビデンスがある。Oei と Raylu（2004）は 189 家族を調査し，親と子どものギャンブルに関する認知の歪みと問題ギャンブル行動に正の相関があることを示した。Caron と Ladouceur（2003）は，ギャンブルに関する非合理的信念を口にする人たちと接触することで，結果，ギャンブル行為が増えるということを実験で証明した。

　自己効力感はほとんどの病的ギャンブルに関する認知モデルにおいて比較的限られた範囲でしか考慮されてきていないが，問題ギャンブルにおいては重要な要因である。自己効力感を感じることは，特定の行為にうまくかかわるだけの能力があるというその人の信念に関連する。またそれは行動変容を遂行し，維持することに強い影響を与える。嗜癖行動の領域における数多くの研究で，個人の行動を変化させる努力がうまくいくかどうかについては自己効力感が影響していると報告されている（Bandura, 1997）。May ら（2003）は問題ギャンブルにおける自己効力感の役割についてのエビデンスを示している。彼らはギャンブラーが感じている自己効力感のレベルが問題ギャンブルの指標と負の相関を示すことを観察した。すなわち，ギャンブル行為をコントロールできるという確信度が低くなることと，ギャンブル問題の程度が増えることが相関しているということである。ギャンブル行為の自制に影響する自己効力感の重要性をより指示するものとして3つの治療研究が挙げられる。それぞれの研究で低い自己効力感に悩まされ，ギャンブル問題に対する治療を求める人たちは，効果的な治療の後に彼らの自己効力感が増しているということが示されている（Ladouceur et al., 2003; Sylvain et al., 1997; Symes & Nicki, 1997）。

　ここまでを要約すると，ギャンブル行為に関する認知的な側面は認知の歪みに焦点を当てているが，これらの非合理的な信念が問題ギャンブルの一因を担っているかどうかは定かではない。非合理的信念がモデル化を通して他者にも伝染しているかもしれないというエビデンスもあり，その信念がギャンブル行為の増加に関連している。自己効力感を感じることは，経験的な実証や臨床的知見からも，病的ギャンブルに対する行動変容モデルにおいて重要な要素であることが示唆さ

れていたにもかかわらず，ごくわずかにしか注目されてこなかった。ギャンブラーの認知は，たとえそれがギャンブル行為の直接的な原因でなかったとしても，治療介入にとって然るべきターゲットである。ギャンブラーが非合理的認知を介して自らの行動を釈明することをやめたり，計画的な介入を通して自信を深めたりすることで，結果としてギャンブラーの自己制御力を高めることができるだろう。

2.4 生物学的理論

ここ15年間で，問題ギャンブルについての生物学的側面からの理解は進み，この分野での研究の進歩によって問題ギャンブルの生理学的側面に関する知識も拡大していくだろう。問題ギャンブルの生物学的研究ならではの洞察が，嗜癖のプロセス全般に与えられるかもしれない (Dickerson, 2003)。他の物質依存に対する嗜癖とは異なり，問題ギャンブルはアルコールやコカインなどいかなる外因物質からも独立している，「純粋な」行動嗜癖の代表である。それゆえ，ギャンブル嗜癖に関してその背景となる神経科学的・神経解剖学的プロセスについての研究は，物質使用障害の神経生物学的研究において一般的に試みられているような，物質それ自身による脳の活動への潜在的な影響を区別する必要がない (Robbins & Everitt, 1999)。

その核心において，生物学的モデルは過剰なギャンブルを脳活動の機能不全と結びつけており，それらの機能不全は潜在的に遺伝的な素因があることを示唆している。以後の項では，問題ギャンブルに対する潜在的な遺伝的影響について述べ，問題ギャンブルにおける神経伝達物質や神経解剖学的な異常に関係する最近の研究結果を調べてみよう。

生物学的な要因についての理解の進展

2.4.1 家族研究および遺伝的研究

異常なギャンブル行為は家族内発生するようである。問題ギャンブラーは他の人たちに比べて，家族の誰かがギャンブル問題を抱えていることが多いことが報告されている。家族研究および遺伝的研究の両者において，家族間で問題ギャンブルの一致率が高いと報告されている。物質使用障害とメンタルヘルスの専門クリニックの外来に通う退役軍人を対象に行われた研究によると，両親が問題のあるやり方でギャンブルを行っていた人は，そうでない人に比べて問題ギャンブルを生じる率が4.7倍になることがわかった (Gambino et al., 1993)。この研究や同様の他の研究でも，ギャンブル問題がある家族歴は問題ギャンブルのリスクファクターであることが確認されてきた。遺伝学的要因と環境要因の両者がこの関連の原因となっていることが示唆されている。

Eisenら (1998) が行った双生児研究を見れば，遺伝および環境が問題ギャンブルにおいて果している役割についての理解が深まる。彼らは一卵性双生児と二卵性双生児において問題ギャンブルの症状を共有している度合いを調べた。その

研究の理論的な根拠は，行動パターンが遺伝的に影響を受けるのであれば，同一の遺伝的素因を共有している一卵性双生児は同様の行動パターンを示すはずである，というものである。しかしながら，ほとんどの一卵性双生児は同様の環境で成長するため，彼らの行動上の類似性が遺伝的なものなのか環境や経験を共有することによるものかを区別することは不可能である。彼らの研究に二卵性双生児を含めることで，Eisenらは環境要因の影響をコントロールできた。なぜなら二卵性双生児は，環境は共有しているが，遺伝的素因は異なるからである。彼らの研究の結果から35%〜54%の確率で，個人の問題ギャンブル症状は遺伝的要因で説明可能であることが明らかとなった。

　問題ギャンブルをする人たちに影響を与えるような特定の遺生物学的条件についてはよくわかっていない。予備研究では，問題ギャンブラーにおいてセロトニン，ドパミン，ノルエピネフリンの受容体に関与する遺伝的な異常が同定されている（Comings et al., 2001）。問題ギャンブラーに共通する遺伝的脆弱性が，彼らの子孫において他の嗜癖行動のリスクとなる可能性があるというエビデンスもある（Slutske et al., 2000 など）。

　問題ギャンブルの遺伝的モデルにはいくつかの限界がある。まず，問題ギャンブラーの子どもでも決して過度のギャンブルをしない人たちがいることである。次に，遺伝学的に同一の双生児であれば100%の一致が期待されるはずであるが，一致率はより低いことである。最後に，遺伝的モデルでは，問題ギャンブルの家族歴を持たない人のなかにもギャンブル問題を生じる人がいることを説明できない。これらの限界や現在の研究結果を照らし合わせて考えると，考慮に値する他のいくつかの要因があるものの，やはり遺伝的影響は問題ギャンブルにおいて重要であるだろうと推論している。

2.4.2　神経伝達物質および神経解剖学的理論

神経伝達物質が病因に関与している

　ここ10年間で，問題ギャンブルにおける神経伝達物質と神経解剖学的構造の役割についての研究がいくつか行われてきた。（参照：Goudriaan et al., 2004）これらの研究がギャンブルの生理学的基盤に対する我々の理解を促進してきた一方で，異常なギャンブル行為についての適切な神経生物学的モデルが明らかになるまでには，脳と行動の関係はあまりに複雑なため，かなり多くの研究が必要となるだろう。この領域での最も有望ないくつかの知見について，特にギャンブルと他の嗜癖行動の共通点を説明するものをとりあげて概説する。

　ドパミン，セロトニン，およびノルエピネフリンの3つの主な神経伝達物質は，主要な行動のプロセスとの関連に基づいて，病的ギャンブル行動の病因に関係があるとされてきた。なかでもドパミンは最もよく研究されている。ドパミンは，生理学的な強化のプロセス全般において，また特に薬物依存において，重要な神経伝達物質であることがわかっている。(Robbins & Everitt, 1999; Volkow et al., 2004; Wise, 2004) さらに，問題ギャンブラーの分子遺伝的研究ではさまざまなドパミン受容体の異常が同定されてきた（Goudriaan et al., 2004）。画像研究（下記を参照）では問題ギャンブルにおけるドパミンの役割が力説されているようである。

辺縁報酬系回路におけるドパミン活性の低下が，人がさまざまな行動において通常よりもより大きな強化を求めることの原因かもしれないと何人かが指摘している。ギャンブル行為は，ドパミン活性によってある程度その恒常性を維持しているような行動の1つである（Blum et al., 1996）。このギャンブラーのドパミン低活性仮説はReuterらによって支持されている（Reuter et al., 2005）。彼らは病的ギャンブラーと健常コントロール群の辺縁報酬系回路を推測課題を用いて比較した。彼らは被検者がランダムな結果を予測しようとしている最中に，機能的磁気共鳴画像装置（fMRI）を用いて辺縁系の二領域の活動性を測定した。その領域は腹側線状体と腹内側前頭葉皮質であり，いずれも報酬，衝動制御，判断に関与している領域である。病的ギャンブラーは両領域における活動性が低下していることが示され，これは低活性仮説に合致している。Potenzaら（2003）も同様の結果を見出しており，一群の刺激のなかから異なる刺激を弁別する認知課題において，病的ギャンブラーの腹内側前頭葉皮質における低活動性を報告している。興味深いことに，腹内側前頭葉皮質に障害を受けた人はしばしば嗜癖的な行動を示し，自らの問題を否認し，長期的には良くない結果となるにもかかわらず即座に報酬が得られることを選択する（Bechara, 2003）。

病的ギャンブルの病因においてドパミンや他の神経伝達物質のシステムの役割を強調する理論は，それらが主要な行動のプロセスと関連しているという点で興味をそそられるものであるが，それらの原因としての役割を支持する十分なエビデンスは未だ得られていない。これらの異常が過度のギャンブルの原因なのか結果なのかについては不明である。

2.5 疾患モデル

疾患モデルもしくは医学的モデルはよく知られた嗜癖の考え方である。その考え方はギャンブラーの自助グループにおける12ステッププログラムや他の治療プログラムでも承認されていて，嗜癖行動は個人のなかに潜む病的状態から引き起こされた結果であると提案している。このモデルは，ギャンブル行為において，ギャンブルの機会に曝露されることがその人の疾患発症の引き金となり，過度かつ破滅的にギャンブルを行わせてしまう原因となっていると提唱している。

疾患という比喩は強力なものである。それは，有害で明らかに常識外れのギャンブル行為について説明し，疾患の慢性的な経過について述べ，専門的な治療とギャンブル行為を完全に断つという解決方法を提供する。この観点は嗜癖治療の世界では普及しているものの，実証的な支持はわずかである。研究では，多くの問題ギャンブラーは過度のギャンブル行為と自制されたギャンブル行為を繰り返すことが示されている（Slutske, 2006; Slutske et al., 2003）。仮に問題ギャンブルが，潜在的な病的状態のせいであるとしても，自制されたギャンブル行為ではそうではないはずである。しかし自然経過をみた研究と臨床結果のデータ（いくつかは第4章で概説している介入方法に基づいたもの）は，多くの問題ギャンブラーが実害のない程度の自制されたギャンブルへ移行していることを示している。専門的な治療なしで，自制されたギャンブルへの移行やギャンブルを断ってしまうこ

ともしばしば見られる。近年の自然治癒についての調査では，未治療の病的ギャンブラーの3分の1が，その後にギャンブル問題を生じなくなったことが示されている。（Slutske, 2006）これらの結果は，疾患モデルそのものやギャンブル問題は慢性的で悪化の経過を辿るというモデルの観点に疑問を投げかける。疾患モデルはクライエントが理解しやすい通説である一方で実証的な支持がわずかしか存在しないことから，治療を提供する者はその背景にある仮説を元に治療を組み立てる際にはより慎重になるべきである。

2.6 問題ギャンブルについての統合的モデル

ギャンブル問題への多様な経路

　問題ギャンブルに対する行動，認知，生物学的モデル単独では，ギャンブル問題の進行を導くさまざまな経路を説明するには不適切である。問題ギャンブラーたちはさまざまに異なる原因をもつ人の集まりである。両親にギャンブル問題を抱えた者もいれば，誰もギャンブルをしない家族のなかで育った者もいる。認知の歪みが中心的な役割を果たしてそうな者もあれば，困難な生活環境から逃れる手段としてギャンブルを始めたような者もいて，同じギャンブル関連問題といっても多様な経路でそこに辿り着いているだろう。人それぞれに異なる出来事や要因が同じような不適応的な行動パターンを引き起こしているかもしれないというこの考え方は等結果性と言われるもので，さまざまな精神疾患において見られることが明らかにされてきた（Cicchetti, 2006）。

　図1に示したこの統合モデルでは，交錯しながらも最終的にはギャンブル問題の進展へとつながる多様な経路を表している。病的ギャンブルの家族歴がある者はギャンブル問題についての生物学的ならびに心理学的な脆弱性の両方を持っているかもしれない。しかしながら，相当ギャンブルをやらなければ，その人がギャンブル問題に至ることはないだろう。一方で，ギャンブル問題の家族歴がない者でも，多様な別の経路を介して，重大なギャンブル関連問題を抱えるようになるかもしれない。ある者は大勝を経験してギャンブル行為が強化され，ギャンブルに関する非合理的信念が強められる。あるものは，第5章で描かれているライアンのように，ギャンブルが生み出す興奮を味わい，ストレスに満ちた生活から逃れることにギャンブルの楽しさを見出す。鍵となる要素は，その人の生活のなかでギャンブルが機能的な役割を果たすようになってしまうことである。ギャンブラーたちはより大きな問題を経験するようになり，自らのギャンブル行為を制御できるという自己効力感を失っていき，さらには自分の行動を効果的にコントロールするという可能性をも制限してしまう。

　この問題ギャンブルを理解するための統合的なアプローチは，臨床においてかなり有用である。実証に基づいていると同時に，臨床家に柔軟かつ包括的な問題ギャンブラーに対する理解と治療のためのモデルを提供する。ギャンブル問題に対する多様な経路を認識することで，臨床家はクライエントの行動をその人独自の生物学的，心理学的，社会的な経緯と関連づけることができる。次に，このモデルは，これまで有望な結果を示してきた行動療法，認知療法，精神薬物療法などさまざまな有効な治療法を提案している。我々はこのモデルを他の包括的アプ

ローチ（Blaszczynski & Nower, 2002 など）と区別している。つまり，他のモデルにおいては，問題ギャンブルに至った実際の経路が必ずしも特定の治療法の選択を決定づけるものではないとしている。現在まで，心理社会的な治療のなかで，治療法の選択の手引きとなるような実証的な文献は限られており，薬物療法に関しても実験的なものにとどまっている。多様な経路で問題ギャンブルに至るとはいえ，鍵となる認知や行動のプロセスを標的とした心理療法的な戦略は有効性が期待される。指導による自己変革アプローチはそのようなプロセスに対処している。この治療アプローチは生物学的な要素は含んでいないものの，精神薬物療法の研究がさらに進展すれば将来的には併用療法として提供されるかもしれない。指導による自己変革モデルとその論理的根拠について次の節で簡潔に説明する。

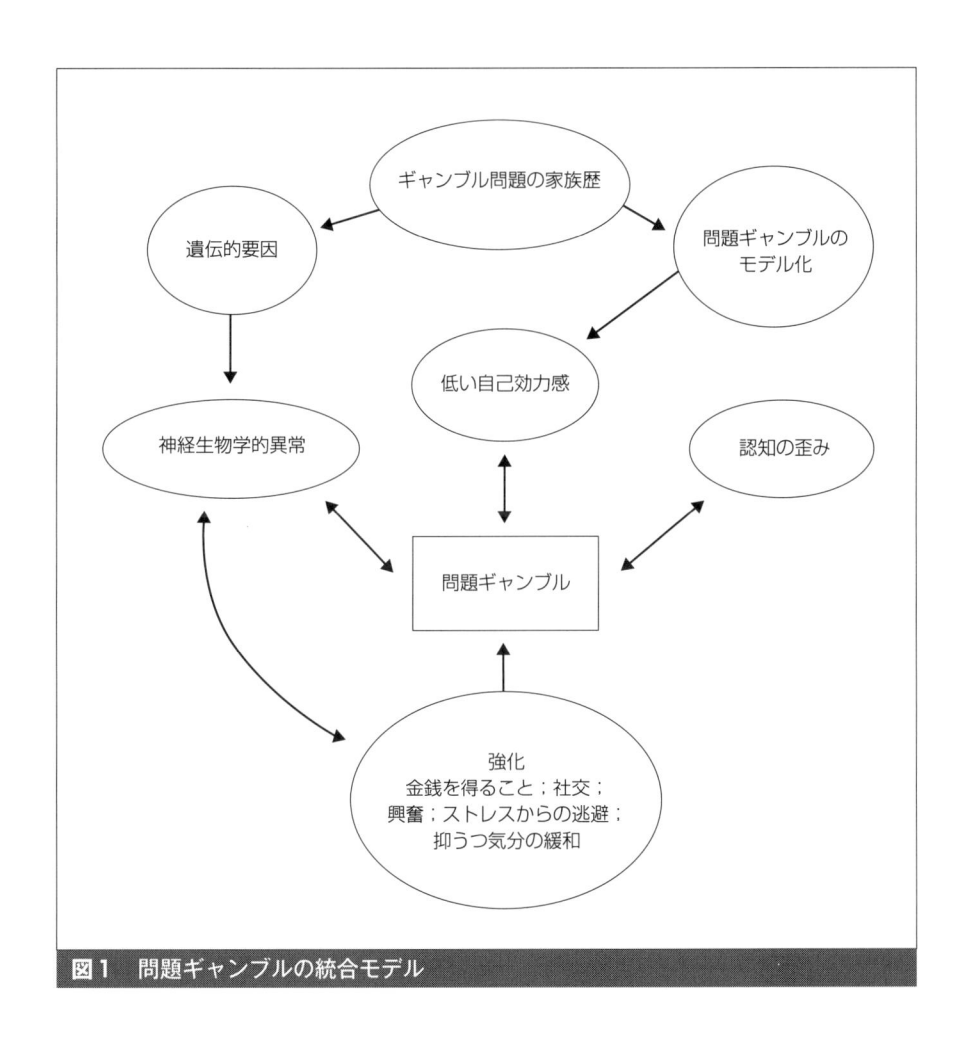

図1　問題ギャンブルの統合モデル

2.7　指導による自己変革

短期治療モデル

問題ギャンブルおよび病的ギャンブルに対する統合モデルは我々の治療アプローチの基礎となるものである。問題ギャンブルに対する指導による自己変革モデルは，LindaとMark Sobellらの問題飲酒治療についての革新的な研究（Sobell & Sobell, 1993, 1998, 2005）に強い影響を受けた比較的短期間の治療的介入であり，クライエントが自らの非機能的なギャンブル行為に自らの技能と資源を駆使しようとする動機を促進・維持することに依拠している。指導による自己変革モデルの理論的根拠は，ここで述べられるいくつかの原則に基づいている。

2.7.1　ハーム・リダクション

嗜癖行動に対する公衆衛生的アプローチ

短期間で費用のかからないカウンセリングを利用することはハーム・リダクションと呼ばれる公衆衛生の観点に基づいている。Tucker（1999）は，人が短期的には報酬を得られるが最終的には損害を被るような強迫的で反復性の行動パターンにとらわれてしまうことは人類の文化においては長い歴史を持っているものであると主張している。時に我々は，このような嗜癖行動を推奨したり美化したりする。これはギャンブル行為にたいしても明らかで，ギャンブル行為は我々の社会において企業や州からの後援を受ける一方で，社会的，道徳的には非難も浴びせられている。これを受けて我々の社会は，アルコール，薬物やギャンブルなどを含む過剰な行為に対して概して非寛容もしくは禁欲的な姿勢をとり，経験に基づいた一貫したサポートを受けることができない仕組みになっていた（Sobell & Sobell, 1993）。

ハーム・リダクションの観点からすると，我々は，最小限の集中度で低コストだがそれでいて効果的なプログラムによって，リスクのある人々に広く行きわたるさまざまな介入や教育的な取り組みを展開していくことが求められる（Curry & Kim, 1999）。これらの介入は，たとえ目標である問題行動をやめるに至らなくとも，個人や社会に対する実害を減じる方向に向けられるべきである。完全に問題行動をやめることは究極の目標であるかもしれないが，ギャンブラーがギャンブル活動に興じる場合もより実害の少ない方法をとれるようになることも望ましい結果である。

ハーム・リダクションでは実害のある行動を完全にやめることは理想的であるが，それを達成し維持することは困難であると考えている。このアプローチでは，とりあえず実害を及ぼす行動を持続的に減少させることができるものであればそれを採用する。嗜癖行動に適用されているように，ハーム・リダクションの治療は実用的で，利用者指向であり，完全にやめること以外の選択肢も許容している。完全にやめることを求めないことにより，治療参加への既知の阻害要因を取り除き，再発予防を容易にする（Marlatt, 1998）。問題のある物質使用の後で，問題のない範囲で物質を継続的に使用するということが広い範囲の物質においてきちんと証明されており（Adamson & Sellman, 2001; King & Tucker, 2000 など），治療を終えた病的ギャンブラーのなかには，節制した範囲でギャンブル行動を続けると

いう報告もある（Blaszczynski et al., 1991; Ladouceur, 2005）。実際，完全にやめることを求めるプログラムでは，成功をおさめたとはいえ，概して一部の参加者たちでは過剰な行動がかなり減ったもののなくなりはしなかったという結果が示されている（参照：Sobell & Sobell, 1993）。有害な嗜癖行動の減少によって，個人や社会の嗜癖に対するコストも有意に減るということがわかってきた。

次に，ハーム・リダクションは段階的治療の概念に深く関係するようになった（Davidson, 2000; Sobell & Sobell, 2000）。段階的治療は治療の集中度と費用に逐次合わせながら治療を提供する一組のガイドラインで構成されている。まず初めは，クライエントは一番下の段階の治療を受けるが，これは短時間で最も侵襲度が低く，かつ最も費用がかからないが，治療の質に関しては妥協がない。さらに複雑で集中的な介入は，一段階弱い段階の治療に反応しなかった場合に行われる。後述する，指導による自己変革治療のさまざまな形式は，アルコール問題を治療するにあたって最初あるいは初期の段階に用いうる（Sobell & Sobell, 2000）。

2.7.2 迅速変化反応

劇的な治療的変化がしばしば最初の数回の治療セッションで起こることが注目されてきている（Wilson, 1999）。この迅速変化反応と呼ばれる現象は，治療の最終的な結果および治療による変化の維持をともに予測する。初期の治療による変化と最終的な結果との相関性は現在のさまざまな問題に見られ（Wilson, 1999），迅速治療反応はさまざまな嗜癖に対する治療で認められてきている（Miller, 2000; Sobell, Breslin, & Sobell, 1998）。ほんの数回のセッションで変化を引き起こす短期治療の潜在的な価値にもまた関心が向けられている。より多く治療を受ければもっと良くなるというものではなく，短期的な介入が持続的な変化をもたらしうることが研究でも示された。認知行動療法の持つさまざまな特質が迅速変化と関連づけられてきており，そのなかには臨床治療ガイドライン，治療に直結するアセスメント，治療の初期に開始される介入，そして治療目標の定期的な見直しが含まれている（McGinn & Sanderson, 2001）。最近の研究ではギャンブル問題に対する短期治療の効果が確認されている（Hodgins et al., 2001; Lipinski et al., in press; Petry et al., 2006）。

短期治療と迅速変化がどのようにして重症の嗜癖をもった人に持続的な変化をもたらしうるのか？　嗜癖行動の問題を抱えている多くの人にとっては，短期介入がクライエントにハイリスク状況を認識して対応するための一般的な戦略を学ぼうと思わせる十分な動機づけになるであろう。短期治療はまた，第1章で述べた自然回復過程を促進し，クライエントが変化を維持するために身の周りにある資源を活用する手助けとなりうる。こうした見方は，2～8回の短期介入が嗜癖行動に関連する実害を減じることを示唆する研究によって確かめられている。

Sobell夫妻（1998）は，短期間のハーム・リダクション治療は次の4つの治療要因を含んでいることによりその治療的価値が高まっているかもしれないと提唱している。

1. 個人がその行動によって不利な結果に至ったことを認識したり，治療者とともに参加して自らの治療目標を決定したりすることで，問題行動を避けたり制御したりする動機を向上させること。
2. 個人が嗜癖行動におぼれてしまう危険を誘発する状況を認識し，そのような状況に対処するための代替的な方法を利用することを手助けすること。
3. ハイリスク状況に対処することができるという自らの意志の強さを個人が認識できるよう手助けすること。
4. 個人がハイリスク状況に対処するために，自らの戦略を実行するための計画をすすめることができるよう手助けすること。

2.7.3　自己変革

治療は変化の自然なパターンによって教示されうる

　Bandura（1977）の社会認知理論と一致するが，指導による自己変革アプローチは，クライエントが変化するための計画を決定し実行するにあたって中心的な役割を果たさせることで，自己変革を容易にすることを目的としている。この自己決定による変革過程を容易にする1つの方法は，治療者によって課されるよりもむしろ個人が自ら進んで治療目標を設定することを促すことである。この目標は，完全に止めてしまうことか，あるいはコントロールする術を身につけて行為を続けることであろう。

　さらなる自己決定というのは，その人が治療の進展につれてよく考えながら目標を修正できることで可能になる。動機づけの観点から眺めると，主たる関心事は，クライエントがどのような目標を目指すかではなく，どのように目標を決定するのかということである。Banduraは，人々は自らの目標が他人によって与えられる時よりも自分たちで能動的に選択する時の方がより適切に行動するものであると主張している。また，自己効力感は実際的に結果と関連しており，目標達成が自己効力感を高めるのに重要となる。

　治療を求める者が自分自身で目標を選択することで得られる有益性は，治療を与える者が目標に関して決定する時の有効性をはるかに上回っているように思われる。そればかりか，治療者によって課せられた目標は，変化に対する抵抗と障壁なるものを創りあげてしまいかねないのだ。さらに，治療を求める人たちは，治療が選択できる方がいいと考えているというエビデンスもある。

2.7.4　動機づけのアプローチ

動機づけは動的で影響を受けやすい

　MillerとRollnick（2002）は，変化するために次第に本気で取り組む姿勢は，多くの人々にとって，問題行動に対し大きな前進となる一歩を踏み込ませるには充分であると主張している。指導による自己変革のもう1つの基本的な前提は，このような変化しようとする動機というのは治療者や他人によって影響を受けやすい動的状態であるということである。対象とする問題行動に対して相反する感情を抱くというのはよくみられることで，回復への重大な障害となりかねないが，

それはクライエントと治療者とが順応性の高い治療同盟を結ぶことによって解決することができるのだ。

　動機づけ面接のスタイルというのは，嗜癖行動を変えたいという動機づけを強化することを目的に考案された，指示的かつクライエント中心のカウンセリングスタイルである。それは，動機づけ心理学，クライエント中心療法，嗜癖からの自然回復における変化のプロセスのそれぞれから寄せ集められた原理を組み合わせたものである（Prochaska & DiClemente, 1986; Prochaska et al., 1992）。

　こうした観点から行われるいくつかの介入は，良好な結果が得られることが確かめられている。動機づけ面接の中身は治療要素の混ぜ合わせに見えるが，セラピストの技能や戦略に関しては十分確立されてきており，詳細にわたるセラピストの訓練課程も文献から手に入れることができる（Miller & Rollnick, 2002; Miller et al., 1992）。

　本章で我々が概説してきた問題ギャンブルの統合モデルは，いくつかの有用な理論モデルを採り入れており，問題ギャンブラーに対し，指導による自己変革治療を適用できるような土台を与えるものである。次の章では，問題ギャンブルに関連する診断およびアセスメントの問題について検討し，治療の選択肢について述べる。

3 診断と治療の指針

　この章では，問題ギャンブルに対する診断の決定，アセスメントにおける問題および治療の選択肢について概説する。まず理想的で最も効率よく問題ギャンブルおよび病的ギャンブルを同定する方法を示し，次にギャンブル行為に関する指導による自己変革（guided self-change for gambling；GSCG）治療を行うに当たって，本質的で有用なほかのアセスメントの分野についても述べる。最後の節では経験的に支持されているほかの治療選択肢について概観する。

3.1　診断的アセスメント

究極の診断基準はない

　現在のところ，病的ギャンブルの存在を規定するような「究極の診断基準」というものはない。完全な診断基準がなくとも，診断面接はアセスメントの戦略として受け入れられてきた。第1章で述べたギャンブルの重症度を測るための診断面接（DIGS）は，最も確立された病的ギャンブルの診断面接である。DIGS は20項目あり，DSM-IV-TR のなかの10個の診断基準に対してそれぞれ2つずつの質問が用意されている。1つの診断基準に用意された質問のうちのどちらか1つあるいは両方にイエスと答えていくと，特定の診断に辿りつくようになっている。第1章で詳述されている他の DIGS の項目はさらなる臨床的な情報を収集するために使われうるが，適用は任意である。結果として，5から10分以内に，信頼性の高い妥当な診断が手に入る。20項目のギャンブル行為に関連した診断的質問のみを用いることも心理統計学的に実証されている。

　診断面接に代わるものとしては，自記式のスクリーニング尺度がある。いくつかの自記式尺度が利用可能である。第1章でも記したように，過去1年間の South Oaks Gambling Screen（SOGS）は簡便で最も広く使用されており，心理統計学的妥当性研究において評価された自己報告式の尺度である。SOGS の得点が3ないし4点ならば問題ギャンブルが示唆される。4点を超える得点は病的ギャンブルを示唆する。標準的な SOGS のカットオフ値は，病的でないギャンブラーを病的ギャンブラーと同定したり，経済的な問題を過度に強調してしまう尺度であるということは良く知られている。

3.2　治療指針

ギャンブルやその実害に対する懸念が治療を正当化する

　ギャンブル行為の治療に関して，ギャンブル問題の深刻度やギャンブルの種類やパターンによって違った治療アプローチが必要であるかどうかを示唆する文献はない。ある人が病的ギャンブルの診断基準に合致するか否かを判断することは，

GSCGを用いるどうかを決めるにあたって有用ではあるが必要不可欠なものではない。ある人がギャンブルについて恐れを抱き，それに関連した実害を被ることではじめて治療を受けることに納得できるのである。ここでいうギャンブルについての恐れのなかには，ギャンブルがギャンブラー自身もしくは彼の大切な人たちにとって有害であると判断すること，あるいは家族，友人，教会の仲間や職場の同僚などが彼のギャンブル行為について心を悩ませるといったことが含まれている。

ある人にとってGSCGが有用であるかどうかを判断する基準はかなり単純なものであるが，この治療の適用から除外すべきいくつかの禁忌事項もある。もし個人が希死念慮を抱いていたり，他の緊急性の高い心理的危機状態である場合は，指導による自己変革治療は行うべきではない。第1章で論じたように，ギャンブル行為の治療を求めているものは通常より自殺および希死念慮を有する率が高い。この点について評価しておくことは大変重要なことである。危機が差し迫っている者にとって，まずはその脅威を解決するために適切な介入をしてくれるところに紹介するべきであり，GSCGはクライエントが落ち着いた時点でようやく行うべきものである。

合併症を随伴しているクライエントもCSCGの候補としてはふさわしくない。精神病症状や多種の物質乱用がそれらに含まれる。そのようなケースでは，治療はまず最も重篤な精神症状を治療対象とすべきである。ギャンブル行為の治療は，心理社会的機能が適切なレベルに達した時点で行われるべきものである。

うつ病や単一の物質乱用など一般的な合併疾患を持つ問題ギャンブラーには，GSCGが適用になるだろう。第1章で論じられたように，ギャンブル問題を持つものは高率でうつ病を合併している。GSCGによる治療はギャンブル行為に対してよい影響を与えることでうつ病の重篤度を軽減するかもしれず，それはギャンブラー生活における他の領域を改善するからである。うつ病や物質使用の問題といった合併症の問題があるケースでは，通常それらの問題に対するギャンブルの影響を把握しようと試みる。しかしながらギャンブルに焦点を当てた有効な治療がそれらの問題を解決することは期待できない。それらの問題ついて専門的に取り組んでいる治療者に紹介することが賢明である。

ギャンブル行為の治療を求める者のなかにはアルコールの問題を抱えていることも珍しくない。我々の経験上，GSCGによる治療は元来問題飲酒に向けて開発されたため，ギャンブル行為と飲酒問題の両者を同時に扱ってもうまくいくはずである（Lipinski et al., in press）。次節では物質関連問題のアセスメントについて述べる。

3.3 臨床アセスメント

我々のアセスメントにおける一般的なアプローチは，GSCG治療の仕方に影響を与える変数を効果的に評価することである。ギャンブル行為を評価することに加えて，我々は臨床家に，潜在的な治療への影響因子や全体的な要因，併存する精神病理についても検索することを推奨している。これらの領域について一通り

評価することはなにものにも代えがたいくらい重要なことである。いったん評価されれば，これらの要因は第2章で示されている問題ギャンブルについての統合モデルおよび指導による自己変革の理念と関連づけて理解されうる。臨床アセスメントおよび症例概念化の過程を示すために，第2章のなかの学習理論の節で手短に述べたパイロットのイヴォンヌについて説明しよう。

3.3.1　ギャンブル行為

> ギャンブル行為時間記録振り返り表によって行動の詳細がわかる

　クライエントのギャンブル行為の全体像を明確にしておくことはGSCG治療を成功させるにあたって重要である。ギャンブル行為の種類とパターン，その度合い，どれくらい投資するつもりだったのかと実際の投資金額，およびギャンブルによる経済的損失を理解することが最も有益であることがわかった。ギャンブル行為時間記録振り返り表（G-TLFB）はこれらのデータを効果的に収集する方法の1つである。

　G-TLFBデータの有益性を説明するため，イヴォンヌの症例を振り返る。彼女は，治療開始にあたって6カ月版のG-TLFBを作り上げた。直前の6カ月間を通して，イヴォンヌは日中の時間の約20％，合わせて456時間をギャンブルに費やしていたと報告した。この間に彼女は約25,300ドルを失っている（これは治療に先行する約12カ月の間に儲けたあと失った60,000ドルは含んでいない）。彼女がもっともギャンブルに熱をあげるのは日中のなかでも特に平日の夕方であった。ギャンブルを行う日はだいたいは，400～500ドルを賭けて12時間ギャンブルに興じることに決めていた。彼女はこの決めておいた限度額を，半分の時間で越えてしまった。大勝した後に続けるギャンブルの暴走は，結果としていつも度を超えたギャンブル行為になった。期間を通じてイヴォンヌの飲酒は変化したが，4標準飲酒単位を上回ることはなかった。アルコールを飲んでいるかいないかは彼女のギャンブルとは関係がないと見られた。イヴォンヌのG-TLFBデータを見ると，彼女は自身の限度を守れる時と守れない時の状況を記述していた。彼女のギャンブルが最もひどくなるのは家庭でのストレスがかかっている時期であることが明らかになった。彼女はギャンブルに興じることで家族との関係のなかで抱く不快な感情から逃れていた。

　第4章で述べるように，アセスメントの過程はクライエントに自らのギャンブル行動をよりよく理解させ，しばしば自己変革の動機づけを助けるという治療的な意味を持つ。イヴォンヌは自分がギャンブルに費やした時間だけでなく，6カ月にわたって累積していった損失についても調べたことで，自分を変えたいという気持ちが強まった。要約すると，G-TLFBはGSCG治療を施すにあたって3通りの方法で情報をもたらす。1つ目は，クライエントが自らの6カ月にわたるギャンブル行為を調べることで，ギャンブルに巻き込まれていることが自らの価値観や目標と矛盾のないものなのかどうかをよりよく理解することができる。2つ目はG-TLFBデータについて話をすることで，しばしばクライエントは自分が望む特定の行動面での変化についてより正確に語り始めるきっかけになる。3つ目はクライエントがGSCG治療の機能分析や問題解決要素の参考となる，特定の

ギャンブル状況を語るきっかけを提供することである。イヴォンヌのケースでは，ギャンブルが彼女のストレスとなっている家族関係から逃れることを手助けしていることが明らかになった。彼女のギャンブル行為についての機能分析を元にした状況別の問題解決戦略を用いてこれらの状況に対処することで治療が可能となった。

3.3.2　治療における潜在的な要因の評価

治療結果を左右するかもしれない3つの要因について評価するべきである。ギャンブルに関連する認知の歪み，ギャンブル行為を制御することに対する自己効力感，および変化に向けての準備である。GSCG治療はこれらの変数を直接のターゲットとして作られたものではないが，治療を施行する際にはこれらの潜在的な要因におけるクライエント一人一人の違いに合わせて適用するべきである。

治療結果の要因を評価する

第2章の統合モデルのなかで述べたように，ギャンブル行為に関連する非合理的思考は問題ギャンブルを持続させる一因となっている。クライエントの認知の歪みを評価するために，我々はギャンブラー信念質問票（GBQ）を用いている。これは，ギャンブラーの非合理的な信念に指標を与えてくれる。GBQスコアが高く（臨床サンプルと一般人口サンプルに関する平均と信頼区間は表6参照のこと），言葉の端々に著しい認知の歪みが示唆されるようなクライエントには，治療のなかで認知を修正することが求められる。Landouceurらの文献（2002）に，認知の修正過程が詳しく説明されているが，そこではそれはGSCG治療のなかで統合されるべきであるとしている。我々の最初のアセスメントでは，イヴォンヌのGBQスコアはそれほど高くなく，セッションのなかで彼女と話し合ったところによると，彼女は（確率論における）偶然事象の独立性について概ね理解しているし，ギャンブル行為に関する著しく非合理的な信念も抱いていないようであるということがわかった。非合理的な信念を強く抱いているクライエントには，第3期において，GBQの各項目を用いながらギャンブル問題発症の先行条件としての役割を果たしている特異的な信念について扱うべきである。

我々の統合モデルでは，自己効力感をまた別の基本変数とみなしている。ギャンブラー自身のギャンブル行為を制御する力についての認識を評価するために，我々はギャンブル自己効力感調査票（GSEQ；第1章と付録3を参照のこと）を用いている。治療に訪れる多くの問題ギャンブラーはGSEQスコアが低い。（臨床サンプルと一般人口サンプルに関する平均と信頼区間は表6参照のこと）

しかしながら特定の状況において自己効力感が低いと報告するクライエントについて，臨床家はクライエントがそういった状況においてギャンブル行為やそれに随伴する行動を管理できるという確信を注意深く観察し，それらに対処できるよう治療を調整するべきである。例えば，イヴォンヌは，腹が立ったとか家庭でのいざこざが起こった時以外は，自分のギャンブル行為を制御できるという自己効力感を中等度に持てると語った。しかしこうした状況下でギャンブル行為を制御できるという自己効力感は10％であるとし，それはこうした条件の下では10％の確率でしかギャンブル行為を制御することができないということを意味し

表6 GBQとGSEQにおける平均と標準偏差

評価尺度	統計	臨床サンプル[1]	非臨床サンプル[2]		
		病的ギャンブラー	問題のないギャンブラー	問題ギャンブラー	病的ギャンブラー
GBQ	平均	68.3	52.5	60.7	70.9
	SD	21.4	22.2	18.8	21.5
	95% CI[3]	± 20.1	± 20.8	± 17.6	± 20.2
	n	117	317	22	32
GSEQ	平均	49.1	93.2	71.4[4]	
	SD	29.3	12.0	24.3	
	95% CI	± 21.4	± 8.8	± 17.8	
	n	117	253	56	

[1] Whelanら（2003）による治療を求めてきた病的ギャンブラーのデータ
[2] 非臨床GBQサンプルはSteenberghら（2002），非臨床GBQデータはMayら（2003）による。どちらの研究でも分類のためにSouth Oaks Gambling Screenを用いている。
[3] 95%信頼区間
[4] Mayら（2003）の研究では問題ギャンブラーと病的ギャンブラーをあわせたデータとなっている。

ている。治療は，クライエントがこれらハイリスク状況に対処する能力を高め，ひいては将来的なハイリスク状況を制御するための自己効力感を高めることに焦点を当てるべきである。

　行動の変容に関する汎理論的モデル（transtheoretical model；Prochaska, DiClemente, & Norcross, 1992）では，人が嗜癖行動を変化させる場合，前熟考，熟考，準備，実行，維持の5つの段階を経るとされている。我々はこのモデルが問題ギャンブラーへの働きかけにおいても有用であると考えた。クライエントのいる変化の段階に応じて，臨床家はそれぞれ異なるセッションの目的を追い求めることになる。例えば，前熟慮段階の問題ギャンブラーならば，熟考や準備段階へと進みたいという希望をもって，彼らのギャンブル行為の成り行きについて考えてもらうよう促すべきである。University of Rhode Island Change Assessment adapted for gambling（URICA-Gambling; Petry, 2005b）は問題ギャンブラーの変化の段階を識別することにおいてその妥当性が検証されている。もう1つの方法は変化段階目盛であり，これは単一項目による評価でありながら，より長い質問表と高い相関を持つことがわかっている。変化目盛の有利な点は，簡便で短いことである。我々がギャンブラーに用いる変化尺度を図2に示している。イヴォンヌに対する我々の評価は彼女が熟考の段階にあるというものだった。問題ギャンブラーが治療に訪れる際は違った変化の段階であり，次章で記述する動機づけ面接はギャンブラーが行動変化の連続を移行していくことに焦点を当てている。

3.3.3　全体的な要因

　ギャンブラーが生活している環境は治療を施すにあたって大きな影響を及ぼし

うる。対人関係や経済的な問題，法的な問題などの環境要因は，問題ギャンブルの個別のケースについての臨床家の理解を深める。ギャンブラーが大切な人や家族と本質的にどのような関係を築いているか理解することは重要である。イヴォンヌのように，関係が混乱していることが現在進行形のストレスとなり，それがギャンブルへ傾倒させてしまっているギャンブラーもいる。時間的な順序にかかわりなく，対人関係における問題とギャンブル問題はしばしば破滅の循環を拡大する要素となる。過度なギャンブルによる経済的問題の悪化はギャンブラーの身近にいる人々をよりいっそう取り乱させてしまう。ギャンブラーにとって最も身近な人との関係が緊迫してしまうと，ギャンブルがその逃げ道となってしまい，今ある問題をさらに悪化させてしまう。基本的な臨床面接でも，ギャンブラー自らの対人関係に対する認識について，いくらかの情報を得ることができる。しかしながら，対人関係における満足度について評価することは特に有用であることにしばしば気づくことがある。二者関係調和性尺度（Dyadic Adjustment Scale；DAS；Spanier, 1976）はこの点を評価する尺度としてよく用いられている。

　イヴォンヌのケースで興味深い側面の１つは，彼女の配偶者もまたしばしばギャンブルを行うことである。実際に彼は自分で予め決めておいた額以上をギャンブルで浪費していたこともあるが，彼のギャンブル行為はイヴォンヌほど問題視せねばならないほどのものではなかった。彼と面談することで，我々はイヴォンヌのギャンブル問題における彼の役割をよりよく理解することができた。驚いたことに，彼とイヴォンヌ二人ともがギャンブルが唯一，二人で一緒に楽しめる活動であると考えていた。

　経済的に困窮していることも問題ギャンブルの特徴の１つである。イヴォンヌは10万ドル以上も年収があるにもかかわらず，自らの嗜癖によって経済的な問題に悩み始めた。彼女はギャンブルの費用をまかなうために自らが"資金操作"と呼ぶものを利用し始めていた。彼女は自らの退職金を借り出し，クレジットカード口座に移していた。夫は夫婦の財政を管理していなかったので，イヴォンヌが家族のための資金をギャンブルに使っていることに気づいていなかった。G-TLFBはクライエントのギャンブル行為の現状について確かな情報を与えてくれるが，研究ではギャンブラーは自らのギャンブル行為について低く見積もって報告する傾向があることがわかっている。クライエントに全ての負債と収入源を書き出してもらうことは，彼らの財政の健全度をよりよく理解する上で有用であ

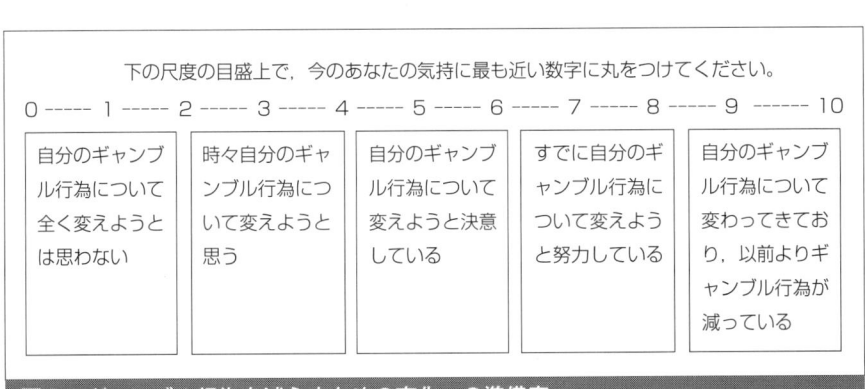

下の尺度の目盛上で，今のあなたの気持に最も近い数字に丸をつけてください。

0 ----- 1 ----- 2 ----- 3 ----- 4 ----- 5 ----- 6 ----- 7 ----- 8 ----- 9 ----- 10

| 自分のギャンブル行為について全く変えようとは思わない | 時々自分のギャンブル行為について変えようと思う | 自分のギャンブル行為について変えようと決意している | すでに自分のギャンブル行為について変えようと努力している | 自分のギャンブル行為について変わってきており，以前よりギャンブル行為が減っている |

図2　ギャンブル行為を減らすための変化への準備度

ることが多い。

　最後に，クライエントの回復の足を引っ張りかねない，法的な問題について考察しておくことが重要である。クライエントのなかにはギャンブルの資金を得るために不法行為を犯すものがいる。逮捕されたり起訴されたりしているものが，時に治療を求めてくることがある。法的な問題は，治療動機として重要な役割を果たすこともあれば，逆に治療動機が低くなることもある。後者のグループを判別することは困難である。しかしながら，反社会的行動をとった既往のあるものは特に治療が困難である。

3.3.4　併存する精神病理

　問題ギャンブルに高率で合併する物質使用障害と気分障害については，アセスメントの段階で評価しておくべきである。この領域に関する情報を集めるために，我々は臨床面接を用いることが一般的だが，評価尺度も用いる。臨床的に重篤な物質使用障害や気分障害を呈するものは，心理療法的，薬物療法的介入も検討されるべきである。

　我々はアルコール問題のスクリーニングには通常アルコール使用障害質問票（Alcohol Use Disorders Identification Test），略して AUDIT（Saunders et al., 1993）を用いる。この10項目の自己記入式尺度は心理統計学的に妥当性が検証されている。8点以上は問題飲酒のリスクが高いか，過去に問題飲酒を経験したことがあると判定できる。問題飲酒が確認されたクライエントは GSCG 治療と同時にその治療も受けることがある。そのようなケースでは，クライエントのギャンブル問題とさらに飲酒問題に対しても治療方針を定めるため，GSCG 治療は修正を余儀なくされる。

3.4　治　療

実証研究により支持されている他の治療

　ギャンブル治療に関する文献から3つの結論を記載する。1つは問題ギャンブラーおよび病的ギャンブラーは治療に対し効果的に反応することである。特に認知行動療法（CBT）は問題ギャンブルの修正に対して明らかな効果を示している（Natonal Research Council, 1999; Toneatto & Millar, 2004 など）。問題ギャンブルに対する心理学的介入を行った22本の研究による最近のメタアナリシスでは，治療後の平均エフェクトサイズは2.01であり，17カ月後のフォローアップでも1.59である（Palleson et al., 2005）。2つ目は他の嗜癖行動に対する治療に比して，問題ギャンブルへの介入はようやく厳密な実証的評価が施行され始めたばかりである。多くの問題ギャンブル治療の報告は，症例報告やコントロールされていない治療評価に限られている。3つ目は問題ギャンブルについてデザインされた短期治療を進展させるような研究はまだほとんど行われていない。他の嗜癖行動に対する短期外来治療は成功しているが，問題ギャンブルの治療については限定的な関心しか向けられていない。この節では GSCG に変わる治療やその補助的治療に

ついて簡単に概説する。

　現代の治療モデルとしては，行動療法と認知療法を組み合わせることの有用性が認められており，それは問題ギャンブルとその治療についてより包括的な観点を提供するものである。Ladouceurとその仲間たちが開発したギャンブル問題に対するCBT治療は，おそらく最も広く研究され支持されるようになった。Ladouceurら（2002）の治療介入は以下の5つの要素を含んでいる。ギャンブラーに賭けごとについて教えるための教育的取り組み，認知の歪みを修正すること，問題解決技能訓練，社会技能訓練，再発予防である。治療は平均して1回1時間で17回施行され，治療を完遂したものは治療しなかったものと比較して著明に改善することがわかっている。Ladouceurのプログラムは思春期と成人ともに個人療法として有効であることが実証されてきた。このモデルに基づいた集団療法も成人において問題ギャンブルを減少させる（Ladouceur et al., 2003）。

　Petryらは8回を1セットとしたCBT治療を開発し検証した。認知の修正を行う部分を取り入れてはいるものの，Ladouceurの治療に比してより行動療法的である。他の治療戦略はギャンブル行為の機能分析，ギャンブル行為の引き金を同定することと，新しい手法としてギャンブルの代替となる余暇活動を持つこと，ギャンブル以外の活動を強化すること，ギャンブルへの切望や衝動をクライエントが制御できるよう援助すること，対人関係における葛藤を処理すること，長期的な展望に立って決断することである。ギャンブルの自助グループに加入することも推奨される。この治療は臨床試験においても有効であることが示されている（Petry et al., 2006）。ギャンブルの自助グループへの紹介参加やクライエント向けのワークブックと比較して，このCBT治療は12カ月後のフォローアップの時点でより良い結果を出している。このCBT治療を受けた人は，12カ月後のフォローアップの時点で，ひと月あたりのギャンブルを行う日数が13.3日から6.0日まで減少し，ひと月のギャンブル費用も治療前の1,260ドルからたったの76ドルにまで減少していた。

　上述した研究の興味深い点の1つは，ギャンブルの自助グループやワークブックだけの状況に比してより良い成績であるという点である。ギャンブルの自助グループやワークブックだけでも，ひと月あたりのギャンブルに費やす時間や費用は著明に減少している。ギャンブルの自助グループやセルフヘルププログラムが問題ギャンブルを著明に改善するという報告は他の研究でも一貫して示されている。個人の心理療法家による治療を受けられないクライエントにはギャンブルの自助グループや他のセルフヘルププログラムは有効であるといえる。Petryら（2006）の研究では，ギャンブルの自助グループに参加することはCBT治療を受けているものにもさらに有効性があることが示された。ギャンブルの自助グループはその仕組みや利便性から，ある者にとってはとりわけ魅力的なものである。自助グループではギャンブラーは受け入れられているという雰囲気や，社会的な援助を受けるシステムや，行動変容のために構造化されたガイドラインを享受できる。ギャンブルの自助グループの集まりに多くのギャンブラーはすぐにアクセスでき，大きな町であれば1週間を通して多くの集まりが提供されている。

　自己治療マニュアルや読書療法は，問題ギャンブラーにとって最も負担が少なく，潜在的に効果のある治療選択肢である。精神療法家によるCBTよりも効果

は劣る一方で，段階的な治療アプローチにおける隙間を埋める重要なものである。前述した Petry のセルフヘルプマニュアルに加えて，他に 2 つ開発され検証されているものがある。Dickerson ら (1990) によるセルフヘルプワークブックはギャンブル問題についての教育，セルフモニタリング，機能分析，目標の設定，および再発予防が含まれている。同様のワークブックが Hodgins と el-Guebaly (2000) によって開発されており，問題ギャンブルの認知行動モデルや再発予防，自然回復についての情報が含まれている。単回の動機づけ面接とこのセルフヘルプマニュアルを組み合わせることで，マニュアルのみに比べて問題ギャンブルの減少に著明な効果をあげることができる (Hodgins et al., 2001)。

　問題ギャンブルに対する薬理学的介入は第 2 章で述べられている問題ギャンブルの生物学的モデルに基づいている。問題ギャンブラーに関しては 3 つの薬物群が研究されている。セロトニン再取込阻害薬 (Grant et al., 2003 など)，オピオイド受容体拮抗薬 (Grant et al., 2006 など) および気分安定薬 (Pallanti et al., 2002 など) である。現時点での薬物療法の研究はまだ黎明期であり，主にこれらの治療効果を確立することに焦点を当てている。今現在手に入る研究結果にはいくつかの限界があるため，治療を行う臨床家にとってそれで方針を決定するには無理がある。1 つは，ほとんどの研究が 1 例もしくは少数の症例しか扱っておらず，適切な対照がとられていないことである。2 つ目は，結果が一般的に総合臨床尺度や限られた心理検査としての妥当性を持たない他の尺度で評価されていることである。3 つ目は，長期にわたるフォローアップでの評価がなされていないことである。この点において，問題ギャンブルに対する薬物療法は大半が実験的なものである。現在，問題ギャンブルに対して FDA が承認している薬物療法はない。他の嗜癖行動において効果が証明されているように，将来的には心理療法と薬物療法を組み合わせた介入が問題ギャンブルに対する治療に加えられるかもしれない。

4 治　療

本章では，ギャンブル行為に関する指導による自己変革（GSCG）についての実践的な指針を提示する。この指針は，一連の目標とその目標にいたるために必要なステップと方法にについて記述したものである。以下に述べる治療の5段階は，5セッションからなるが，すべての段階を終えた一部のクライエントでも，さらに追加セッションが必要な場合もあるかもしれない。参加と治療へのコンプライアンスは重要であるが，臨床家はすべての段階を通してクライエントの進捗度に合わせて，治療のペースとスケジュールを調整していくことを考えておく必要がある。治療過程の各段階において，中核的な構成要素は必ず含まれているものであるが，それぞれのクライエントのニーズに応じて個々のセッションは組むことができるし，そうあるべきである。全段階を通してクライエントの変化を促すために動機づけ面接を利用する。我々は各セッションの内容について指図するのではなく誘導するのである。

指導による自己変革の説明

4.1 治療法

GSCGの目標は以下の通りである。（a）クライエントのギャンブル行為の慎重かつ詳細な調査を行う。（b）変化とそれに関連する治療目標についての選択を行う。（c）クライエントのギャンブルの引き金と結果について学ぶ。（d）ギャンブル行為の先行刺激をコントロールして，代わりになる行動を実行することを学ぶ。（e）ギャンブル行為に関する変化をうまく維持することを学ぶ。

治療を通して重要なことは，動機づけ面接のスタイルを続けていくことである。各治療段階の焦点を強化したり，治療中に次のステップについて考えさせるためにホームワークを用いる。5つの治療段階を記述する前に，簡単にこの治療アプローチの基本原則をいくつか述べておくことにしよう。

4.1.1 基本原則

変化のためのステージを設定する

個人が現在の行動パターンとその人が理想とする行動の間に矛盾を感じている場合，変化への動機づけはしばしば促進される。この見方に従えば，そのような矛盾を同定させるという戦略をとることによって変化へのコミットメントを促進させられるかもしれない。例えば，アセスメント結果の個人へのフィードバックは，自身の過去の行動の有害で変則的な側面とこの行動を続けることの悪影響を

動機づけ自己対処アプローチ

クライエントに納得させるための説得力を持った忠告となりうるのである。

アセスメント過程は，そのクライエントについてのデータを提供するためだけでなく，治療過程における最初のステップになる。これはクライエントが自分のギャンブルや，費やしたお金の総額，そしてギャンブルに関する問題や苦悩について真剣に考えるまったく初めての機会になるのである。短期介入がうまくいく多くの場合，このようなクライエントへのフィードバックが含まれている。自分の行動パターンと理想とする行動を対比することによって，自分の現在の行動パターンを評価しはじめ，それが変化へのステージを設定する上で，「**助走段階（running start）**」アセスメントと呼ばれるようなこの過程は，きわめて重要なものになってくるのである。

変化の目標を同定する

クライエントが自身の行動と目標に責任を持つと自己変化は促進される。クライエント自身が治療の目標を決めることで，治療の早いうちにこれは進められる。毎回，治療者は連続したセッションでクライエントに目標とその目標に到達するためのクライエントの自己効力感について再考させる役目を担う。アセスメント，およびそれに引き続くフィードバックの情報をもとに，クライエントが禁欲的あるいはより制御（コントロール）された方法で行動を維持できるような治療目標を設定するように勇気づける。変化への動機づけの見通しから，最も注意すべきは，クライエントが目指す目標のタイプではなく，どのようにその決定を下したかである。人は目標を治療者に提示してもらう場合よりも，自ら積極的に目標を選ぶ場合の方が，より実践できるものである。

変化を実行する

問題行動の機能分析とより適応的な代替行動への行動修正は，行動指向的介入の共通要素である。（a）問題行動を引き起こす危険があるような特定の状況をいかに同定するか，（b）その状況を処理するための代替行動を生み出す彼らの個人の力や資源をいかに利用するかを，クライエントが学ぶことによって，この治療法の治療的価値は上がる。この過程によって，クライエントがすでに持っているスキルを高められるばかりでなく，行動変容を実行するための新しい技術を生み出すことができる。

変化を維持する

行動変容を目指す治療目標というものは，その後も治療効果を維持することである。最終的に成功した短期介入とは，再発防止と次の2つの主な要素を目指しているものである。第1に，クライエントが再発する高いリスクのある状況を同定することとその状況を処理するためのプランを作り出すこと。第2に，再発の認知的側面に注目する。再発は起こりうることであり，残念なことではあるのだが，再発を概念化し対応する方法の方がより大切であるという見通しを持つようにクライエントを勇気づける。再発というのは，（a）否定的な結果を最小限にするために，できるだけ早くくい止めるべきものであり，（b）まだ認識していない高いリスクのある状況や不適切なコーピング方法を同定する学習経験になるものであ

り，(c) 個人の失敗によるものであるとするのではなく，むしろ将来的にうまく処理すべき状況要因であるとすることを，クライエントは学ぶのである。

動機づけ面接法

第2章で述べたように，この治療アプローチは，動機とは私たちが影響を与えうる，そして与えるべき動的なものであるという前提に立っている。相互交流する治療者のスタイルは，指示的かつクライエント中心的でなければならない。過度な行動を変化させるクライエントの動機を高めるために，心理学の多様な分野からの概念と戦略を融合させている。

動機づけ面接法は，嗜癖行動における彼らの両価性をクライエントが探索し，解決することで，行動変容を引き起こすよう意図されている。私たちの任務は，行動変容が起こるようにクライエントに協同作業に携わらせることである。振り返りについての聞き取りを行うことで，介入や変化に対する抵抗を最小限にしているのである。論争や直接的な衝突を避け，正面からそれと対峙するのではなく，「抵抗を逆手にとる (rolling with resistance)」のである。この方法の最初の目標は，クライエントの有能さや力を標的にすることで，自己効力感や楽観性 (optimism) を与えることである。このアプローチのことを知らない人は，Miller と Rollnick が書いた『動機づけ面接：嗜癖行動を改善するための準備 (Motivational interviewing: Preparing people to change addictive behavior (2002))』を読まれること，動機づけ面接のワークショップに参加されることの両方もしくはどちらかを強くお薦めする。もう1つ役に立つ資源として，無料で利用できる Substance Abuse

---

臨床のツボ 動機づけ面接法の概観

治療者の挑戦は，次の段階へ移行する前にクライエントが成功体験できるように各治療段階へと向かうことである。治療に動機づけ面接アプローチを採用することでこの動きが促進される。ここに動機づけ面接の簡単な概要を示すとしよう。

動機づけ面接とは何か？
・動機づけ面接は，指示的かつクライエント中心的なカウンセリング法である。
・クライエント自身が，両価性を見つけて解決することで行動変化が起きる。
・抵抗を最小限にしながら，クライエントの現在の行動と求める目標との間の矛盾を大きくすることで両価性を解決できるようになる。
・動機づけ面接で，共感的に聴く姿勢は，抵抗を小さくする上で最も重要である。

動機づけテクニックはいかにして，人を変化させるのか？
・以前のギャンブル行為における個人フィードバックを通して，彼らの高いリスク行動を認識すること。
・意思決定の天秤課題 (decisional balance exercises) や目標の表明，かつ彼らのギャンブル行為が人生の他の問題と関連し合い，いかに深刻な問題となっているかを判断する自己評価を利用すること。
・力を見きわめ，行動計画を立てることで変化のプロセスをはじめる方法に注目すること。

動機づけ面接の基本は
・振り返りの聞きとりを通して共感を表す。
・クライエントの目標もしくは価値と現在の行動の間の矛盾を明らかにする。
・論争や直接的な衝突を避ける。
・真正面から抵抗と対峙するのではなく，抵抗を逆手にとる。
・自己効力感や楽観性を支持する。

and Mental Health Service Administration による動機づけ面接マニュアル（2000）がある。このマニュアルについての情報は第6章で触れる。

> **臨床のツボ**
>
> 下に，治療者があまり配慮のない問診を行っているような応答の仕方を並べてみた。自信や信頼を生み出すどころか，治療関係を邪魔しており，潜在的に変化に対する抵抗感を強めてしまっている。
>
> **避けるべき表現**
> ・命令する，指示する。
>   指示は権威の声をもって与えられる。
>   ―あなたは本当にそれをやめる必要がある。
> ・警告する，脅かす。
>   後から助言もしくは指示を与えなければ，差し迫った否定的な結果に対して明らかにもしくは暗に脅しとなってしまう。
>   ―この道を進み続けるときっとあなたはさらに厄介なことになる。
> ・助言を与える，提案する，解決策を与える。
>   臨床家の知識や個人的な経験をもとにして推薦される行動の過程。
>   ―○○を試したことがありますか？
> ・論理的に説得する，論争する，講義する。
>   そのようなメッセージには，クライエントが問題をとおして適切に論理づけることがなく，そうすることに助けが必要であるという想定していることになる。
>   ―実際には○○である。
> ・道徳的な説得をする，説教する，クライエントに彼らの義務を伝える。
>   道徳的指導を意味する「すべき」もしくは「する方がよい」のような言葉を含んだ表現。
>   ―あなたは○○すべき。
> ・裁く，批判する，反対意見をする，責める。
>   このメッセージは，クライエント自身もしくはクライエントが言ったことに誤りがあるということを暗に意味している。
>   ―私はあなたが正しいとは思いません。
> ・同意する，承認する，褒める。
>   求められていない承認は，コミュニケーションを阻害しうる。
>   ―私はあなたが絶対に正しいと思います。
> ・はずかしめる，あざける，ラベルを貼る。
>   明らかな不同意と特定の行動もしくは態度をただす意図。
>   ―どのようにそれをなさったのですか？
> ・解釈する，分析する。
>   クライエントの言葉に対して自分自身の解釈を押しつけたり，いくつかの隠れた，分析的な意味を見出すことに，治療者はしばしば容易に誘惑される。
>   ―私はあなたが本当に意味することはそれではないと思います。
> ・再保証する，同情する，慰める。
>   治療者はしばしば慰めを与えることによってクライエントをいい気分にさせようとする。
>   ―私はすべていいと思います。
> ・尋問する，突き詰める。
>   実際のところ，無神経な質問は，コミュニケーションの自発的な流れを阻害し，クライエントではなく治療者の興味の方向にそれる。
>   ―なぜ？
> ・引き下がる，気を散らす，冗談を言う，話題を変える。
>   気を散らす戦略は，コミュニケーションをそらし，クライエントの発言は重要でないということを示唆することになる。
>   ―それはあとで話すことにしましょう。

4.1.2　第1段階：助走段階アセスメント

　この段階の最初の目標は，クライエントと彼らのギャンブル行為についての情報を得て，クライエントの変化への動機を育てることである。この段階は，情報収集の機会以上のものであるとみなされるべきである。我々はクライエントを治療に向かわせ，クライエントの変化への動機を高めることもしなければならない。この最初の段階では，あなたはクライエントと積極的な関係が結べるよう努力すべきである。前節で述べたように，相互交流の動機づけ的で共感的なスタイルをとることによってこれを促進することができる。このスタイルは治療全体を通して貫かれるべきであるが，治療関係の基礎を築く初期の相互交流において特に重要になる。

　前述のように，アセスメントの過程は，動機づけ作業と治療プロセスの最も重要な部分である。よくあることだが，ある人がギャンブル行為の治療を受ける時，彼らがギャンブルに費やしたお金と時間の多さとそれに応じた否定的な結果について真剣に考えるはじめての機会となるのである。この結果を完全に理解し熟考することが，行動変容に対する価値ある動機因子として役に立つのである。

変化の動機づけを高める

ギャンブル行為を評価する

第1段階の構成要素

　クライエントが治療に関与することを促進する。人はそれぞれ違った理由で治療にいたる。直近のギャンブル行為のエピソードで来る人もいれば，ギャンブルのせいで職場や家庭で問題が起こったために来る人もいる。配偶者や友人，牧師，場合によっては子どもに請われて訪れる人もまれではない。なかには係争中の法的問題や雇用主からの委任で治療にやってくる人もいる。クライエントの物語や彼らがここにいる理由を聴くことから1回目のセッションがはじまる。「私があなたにできることは何ですか？」と問う。動機づけ面接を行うことでクライエントとの関係が構築でき，彼らが変化について考えることを促すことができる。このセッションの間は，彼らのギャンブルについて批判的な見方をしないことが肝要である。

　治療について簡単に説明する。予想される治療期間，治療の見込み，治療の構成要素，ホームワークをやり遂げることの重要性についての情報をクライエントに示す。行動変容を導く上でのクライエントの役割と問題解決のために協力的なアプローチをとる必要性に重点を置くと効果的であることがわかっている。我々は，彼ら自身に自分の行動をコントロールするスキルがあって，治療を受けることによってそのスキルをギャンブル問題に利用することができるということを指摘することでクライエントの希望や自己効力感を高められると考えている。

　個人史とギャンブル歴を確かめる。典型的な個人史や社会史の短縮版に加えて，クライエントのギャンブル経験についても学ぶ。このヒストリーには，はじめてギャンブルをした年齢，ギャンブル経験の広がり，ギャンブル行為に費やした時間（期間）や禁欲期間がどれほどあったか，どんなタイプのギャンブルが好みなのかも含めるべきである。さらに，クライエントに典型的なギャンブルの様子について述べてもらう。引き金，結果，ギャンブルに関する不合理な信念，そしてプレイのパターンを聴く。もし以前にそういうことがあれば，ギャンブル行為を

コントロールするために行った努力について調べ出す。

可能性のある合併症の問題を見落とさないよう注意する。特に現在または過去の薬物やアルコールの使用歴をたずねることは重要である。第3章で述べたように，うつ病についての詳細なアセスメントも必要であるし，可能性のある法的問題，夫婦問題，仕事のパフォーマンスについて考察することも有用である。

プラス面とマイナス面についての最初の考察。次に我々はクライエントが変化することの損失と利益についての認知的評価をはじめるよう促す。振り返りの表現を使うことで，クライエントに彼らが治療を求めてきた理由について振り返らせることができる。ギャンブルの何が楽しくて，何が好ましくないのかをクライエントが考えるよう促すのに，ギャンブル歴からの情報もまた有用なものとなり得る。同様に，クライエントも自分のギャンブル行為を変化させることの潜在的なプラス面とマイナス面を考えるのである。この予備的な「意思決定の天秤課題」の目的は，何らかの決断や言質にいたるためではなく，むしろ変化についての両価性を探索するためである。クライエントが変化することと変化しないことで得られる結果のより詳細な見通しを立てはじめることが期待される。クライエントにギャンブルについてのプラス面とマイナス面どちらも無視させないことが重要である。その人がギャンブルすることの有益な側面とやめることによる損失の両方を考えることがとても有用になる。ギャンブルを続けることの損失と変化の利益が等しいものであるとクライエントが安易に考えていることに注目しなければならない。重なる部分はあるものだが，プラス面とマイナス面それぞれに対して独特の見方をしている場合がよくある。

アセスメント尺度の完了。予備的な意思決定の天秤課題についての話し合いが終われば，アセスメントの完了へ移行するいい機会である。GSCG治療において，ギャンブル行為時間記録振り返り表（G-TLFB）は最も重要なアセスメント尺度である。前述のように，G-TLFBの最初の月にはクライエントを援助する必要がある。手帳や銀行取引明細書を持ってくるクライエントは，しばしば計画表を完了するのが難しいと感じることもある。そうでないクライエントは課題を完了するよう求められる。最初の月が終われば，課題は普通難しいものではなくなってくる。

時間記録振り返り表に続いて他の尺度を施行する。定型的には，South Oaks Gambling Screen（SOGS），ギャンブラー信念質問票（GBQ），ギャンブル自己効力感質問票（GSEQ），アルコール使用障害質問票（AUDIT），夫婦関係満足度質問紙を施行し，収入と支出についての簡単な質問を行う。第2セッションでクライエントがこれら各々の尺度のフィードバックを受けることを知らせておくことが有用で動機づけになるのである。

ホームワーク。手元にアセスメント情報がある場合，その週のホームワークを見直すために再びクライエントと面談する。ホームワーク課題に記入してきた内容を取り上げる。ホームワークのコピーはすべて第8章に記載されている。

「回復の山道」を読んでもらう。ツールボックス（付録5）のなかにあるこのパンフレットには，ギャンブル問題を克服するための簡単な見通しと，この先起こり得る再燃をどのように扱うかの指針が掲載されている。

意思決定課題をする。意思決定の天秤課題は，ツールボックス（付録6を参照

のこと）のなかにある。クライエントがギャンブル行為を変えることと変えないことの賛否を評価する正式な機会を得ることができる。クライエントが賛否について幅広く見ることができ，変化の決断に影響を与えるようなプラス面とマイナス面について偏見をもったり，割り引いて見たりせずに中立の立場でいることができる。

4.1.3　第2段階：動機づけフィードバック

第2段階では，参加者はアセスメント段階で得られた情報をもとに個人フィードバックを受ける。このフィードバックは，クライエントが彼らのハイリスク行動を認識することができるように，またギャンブルがどの程度彼らの人生に否定的な影響を与えたかを評価するよう作られている。このフィードバック段階の鍵となる要素は，最近のギャンブル（ギャンブル）歴の詳細な臨床像を示すG-TLFBカレンダーからの情報を使うということにある。クライエントは自分の最近のギャンブル行為と彼らの「理想とする」行動を比較し，また同様に一般人口におけるギャンブル行為のレベルとも比較するよう促される。彼らのギャンブル行為を変化させる動機をさらに高めるために，我々は先に述べた意思決定の天秤課題を利用する。

> アセスメントの結果について話し合う

第2段階の構成要素

最近のギャンブル行為を見直す。 すべてのセッションでするように，前の面接の時からのギャンブルエピソードを見直すことでセッションをはじめる。治療者はこの治療段階の内容に関係するようなギャンブル関連の出来事についてたずねる。

クライエントのギャンブル行為とその効果についてのフィードバック。 ギャンブル行為時間記録振り返り表と他のすべてのアセスメント尺度から集められた情報は，フィードバックレポートを作るために使われる。このレポートはシンプルであって，かつクライエントが自分のギャンブルに関する詳細な情報を得られるよう注目を引くような図表が使われるべきである。レポートのサンプルは，事例とともに第5章で詳細に載せている。フィードバックはクライエントが施行した尺度すべてに対して行われるべきである。いくつかの尺度，特にギャンブル行為時間記録振り返り表によるフィードバックは，変化への動機づけを高め，治療目標を構築しうるので，この段階において非常に有用なものである。フィードバックレポートのその他の情報は，その後の段階で使用する。例えば，不合理な信念についてのGBQの情報は，ギャンブルセッションをはじめたり，続けたりする時にその認知の役割について吟味することに役立つであろう。

我々はそのレポートを通してクライエントとゆっくり歩み，無批判的な方法で提供された情報（例えば，ギャンブルのパターンや頻度，支出）にクライエントを集中させるのである。そのレポートは以前に自分が行った質問紙への反応から作られたものであることをクライエントに意識させる。このフィードバックの目標は，彼らに自分の過去の行動に関して罪悪感を持たせるためのものではなく，

> **臨床のツボ**　フィードバック・セッション
>
> フィードバックではクライエントは次のようなことをするよう求められる。
> ・ギャンブルで彼らが使おうとしていたお金と実際に賭けに使ったお金を比べる。
> ・月毎と日毎のギャンブルのパターンを調べ記述する。
> ・賭けに使ったお金でできていた他のことを書き記す。
> ・賭けで費やした時間でできた他のことを書き記す。
> ・彼らの時間の使い方が，いかに彼らの優先度に適切もしくは不適切な反映であるかを議論する。
> ・彼らがギャンブルとその他のこと（例えば，家賃や食費など）に使ったお金が，いかに彼らの優先度に適切もしくは不適切な反映であるかを議論する。
> ・将来的にギャンブルにかかる支出を概算した時に，いまのレートを維持してギャンブルをするだけの経済的な余裕があるかどうかを評価する。
> ・自分のSOGS得点と一般人口におけるSOGS得点の分布を比較する。
> ・ギャンブル関連の不合理な信念，ギャンブルやアルコール問題をコントロールするための自己効力感，そしてもし適切であれば，配偶者やその他の重要な人との関係の満足感に関する評価得点について考察する。

> **臨床のツボ**　フィードの動機づけの効果を最大限にする
>
> フィードバックの動機づけの効果を最大限にするために，治療者は次に挙げることをするべきである。
> ・クライエントがフィードバックデータをしっかり理解できるよう時間をとる。
> ・クライエントのG-TLFBデータを解釈することは避ける。
> ・開かれた質問形式にする。
> ・フィードバックの間，クライエントの抵抗を観察し，それが認められた場合はうまくおさめること。決して積極的に抵抗に立ち向かってはいけない。
> ・ギャンブル行為を変化させたいというクライエントの主張を聴き，変化の動機づけをさらに強化させるような思慮深い表現を用いること。

その代わりに彼らに自分がどういう状況にあるのかを知らせ，ギャンブル行為に関する情報に基づいた決断が下せるように情報を提供するためのものであることを強調しておく。

例えば，「ここでの目標は，過去にあなたがしたことについて悪かったと感じてもらうことではなく，あなたがいま置かれている状況を捉えるよりよい感覚を得て，あなたのギャンブル行為を変化させることについてよりよく，そしてより情報に基づいた決断が下せるようになることです」。

動機づけの見方に沿えば，クライエントはまずフィードバックセッションで示されたデータの解釈に責任を持つべきである。これを促進するために，クライエントは過去・現在の行動と目標とする行動を比較するように求められる。さらに，自分の行動と標準的なデータを比べ，自分のギャンブル行為のレベルと一般人口におけるそれとの違いを意識できるようになるべきである。

意思決定の天秤課題を見直す。もしホームワークをセッションの前にできなかったなら，セッション中に行う。意思決定の天秤課題のホームワークができていないというのは，珍しいことではない。クライエントが，その問題について考えてはきたが，その考えを紙に書いてはこなかったと言うことはよくあるだろう。

4. 治療

あなた自身の天秤を描く

あなたのギャンブル行為を変化させることの損失と利益について考えてきたので，時間を数分とって，あなたが今置かれている状況についての天秤を描いてみよう。このページと次のページの例を参考にしながら，あなた自身の天秤を描こう。

例えば，もしあなたのギャンブル行為を変化させることの損失と利益が，変化させないことのそれと同等なのであれば，ここにある例のように天秤を描きましょう。

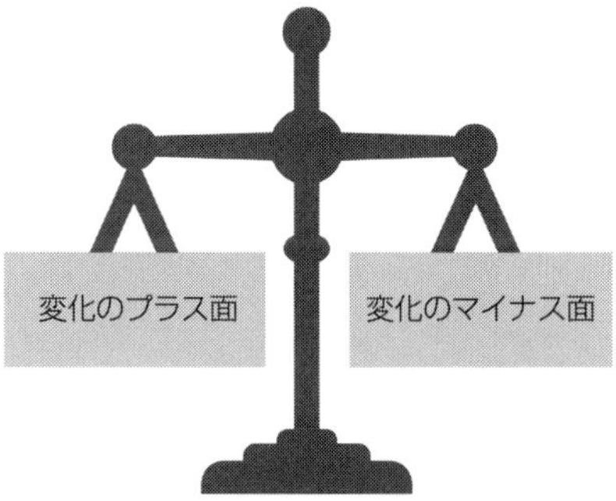

変化のプラス面　　変化のマイナス面

図3　意思決定の天秤課題で使われる天秤の皿

あなたはそのような発言を受け入れて，クライエントのエクササイズを援助するべきである。ホームワークを見直すことで，クライエントがギャンブル行為を続けることと変化させることの明確な賛否について議論できる。それぞれのカテゴリーにクライエント自身が割りふった事項を明記することに価値があり，そのことで彼ら独特の損失と利益を同定する上での理屈について議論することができるのである。クライエントが追加事項を作れるよう助けるべきである。治療者は，「導く」質問をすることができるし，すべきではあるが，クライエントがその事項を作り出すことが大切である。必ず，クライエントがそれぞれのカテゴリーに事項を明記するのである。もしかすると，クライエントは「自分がギャンブルを続けることの利益が何も見当たらない」とか，「もしギャンブルを続けても何も悪いことがないので，やめることでの損失も何も考えつかない」と言うこともあるかもしれない。適度に質問を続けることでそれぞれの結果カテゴリーの事項を同定することの重要性をクライエントが理解できるように援助するのである。最後に，図3に示すように，ギャンブルを続けるか変化させるかについての決断をクライエントが表明できるように我々は「天秤の皿」を使用するのである。

目標の表明記入シート。クライエント自身が治療目標を選択することの価値について話し合う。我々はクライエントが変化の過程に責任を持つことを望んでおり，目標の所有感が変化の動機づけを増大させると考えている。目標は毎週振り返って，面接中もしくは面接間に経験したことによっていつでも変わるものであることを付記しておく。

ツールボックス（付録4）のなかの目標の表明記入シートにあるように，クライエントはギャンブルを禁止するか，ある程度節制した方法でギャンブルをするのかを選ぶのである。もし，節制した目標を選ぶなら，クライエントはギャンブルをする時間とお金の限度を設定する必要がある。クライエントがその目標についてあなたに説明するよう促す。クライエントにはその目標を選んだはっきりし

クライエントが治療の目標を選択する

た理由がいるのである。もし，クライエントがその目標を適切に正当化できなければ，なぜその目標を選んだのかについて聞く。その目標が節制した目標である場合，フィードバックレポートの情報に立ち返るとよいかもしれない。

「回復の山道」を読み直す。「回復の山道」を読むことの目的は，ギャンブル行為を変化させていく上で，長期間の見通しをもってもらうことにある。クライエントと読んだ内容やホームワークについて話し合うと，動機づけの枠組みのなかで相互交流が起こっていることを思い起こす。自分のギャンブル行為を変化させるということは，簡単で手っ取り早い課題ではないということをクライエントに理解させることが目標なのである。再燃を扱うことの重要性は学習経験になるということを必ず強調して，禁欲を破ってしまうことによってもたらされる影響について，簡単に話し合うことにする。禁欲を破ってしまうことによってもたらされる影響の1つは，禁欲を破ってしまった後におとずれる（自己）コントロール感の喪失である。このコントロール感の喪失によって，嗜癖行動を変化させることに成功するという信念を失ってしまうことがよくある。

> **臨床のツボ**　「回復の山道」ホームワークの見直し
>
> 再燃を扱うことの重要性は学習経験になるということを必ず強調して，禁欲を破ってしまうことによってもたらされる影響について簡単に話し合うことにする。
> ・これを読むことの目的は，あなたのギャンブル行為を変化させるという長期間の見通しについて考えることであった。
> ・一夜にしてあなたのギャンブル行為を変化させるのは偉大なことだろうけれども，多くの人の場合，それはゆっくりしたプロセスである。
> ・理想的には，あなたが決して一度もギャンブルをしないことなのだが，もしあなたが再燃したり，目標を高く置きすぎたりすることがあるとすると，それは失敗ではない。
> ・我々はそのような状況を失敗の自己宣告としてではなく，学習経験として利用することができる。

ホームワーク。クライエントに引き金と結果についての宿題（付録7参照）を提示する。そして第3段階に進む前にそれを完成させるように求める。練習課題の目的は，同定作業にたずさわり，ハイリスクのギャンブル状況を理解することによって，自分の人生におけるギャンブルの役割について理解しはじめるためのものであることをクライエントに知らせる。

4.1.4　第3段階：引き金と結果

機能分析を行う

第3段階では，クライエントは問題となるギャンブル行為の機能分析を通して導かれる。彼らのギャンブル行為の特定の引き金と結果だけでなく，その行動をはじめ，そして続けてきた引き金と結果についても同定するよう援助を受ける。この段階において，問題となるギャンブル行為におけるギャンブル関連の不合理な信念の役割を取り扱って話し合うことになる。この過程を経て，クライエントは問題となるギャンブル行為を起こすリスクのある将来的な状況を同定することがよりできるようになる。今回と次の段階は，重要なスキルを構築する段階であ

り，クライエントの習熟が大切である。

第3段階の構成要素

　最近のすべてのギャンブル行為を見直す。前回のセッション以降のどんなギャンブルエピソードでも見直す。クライエントの目標の表明記入シートに立ち返り，無批判的な態度で何らかのギャンブル行為がいかに治療目標と関連しているかを問う。「先週のあなたのギャンブルは，あなたの目標にどのように沿っていますか？」と問うのもいいだろう。クライエントはその目標について再考を促される。節制した目標を選んだクライエントが治療の最中に禁欲的な目標へと変更することも珍しいことでなはい。前の段階と同様に，この治療段階の中身に関係しているギャンブルの要素を書き出す。

　「引き金と結果」のホームワーク。クライエントが「引き金と結果」のホームワークについて理解しているかを確かめる。クライエントは，人はなぜギャンブルをするかという理由は「きっかけ」と「結果」という2変数によって説明できるということを理解すべきである。

　きっかけ，もしくは先行刺激とは，ギャンブル行為へと導く出来事のことであり，状況や行動，思考，感情も含まれる。もし，同定されたきっかけが特定のものでなければ，よくあることではあるが，できるだけ特定のきっかけを同定できるようクライエントを誘導する。ギャンブル行為時間記録振り返り表を利用することで，そのクライエントに特定のギャンブルの出来事を思い出させ，ギャンブルへの先行刺激を思い起こさせることができる。きっかけについて話し合うと，ギャンブル関連の不合理な信念について考えることに時間を費やすことになる。ギャンブラー信念質問紙（GBQ）は，この話し合いをはじめる上でとても有益なものである。伝統的な認知再構成法は，ギャンブルエピソードに駆り立てるいくつかの認知の偏りを修正する方法をクライエントに理解させるのに役立つ。

　クライエントとともに共通のテーマを持つような個々のきっかけをカテゴリーに分ける作業をする。これらのカテゴリーは，「典型的な問題ギャンブル状況」として特徴づけられるものである。仮にここでクライエントが共通テーマを見出すことができるようにしたいのであれば，有用な注意例をここに示すとよいだろう。

　「あなたが書き出したきっかけを見たところ，2～3種類あるように思えます。腹が立ったり，不満に思うような状況があったり，臨時の現金を手にする時もある。あなたはこれを同じことだと思いますか？」

　結果とは，ギャンブル行為の結果のことであり，短期的・長期的いずれの場合もある。きっかけを同定したのに使った同じ方法で，クライエントに結果を記述させて，それがギャンブル経験の代表となるような特定のものであり，そしてそれがクライエントにとって重要であるということを確かめる。時にクライエントは「私のギャンブルにいい結果などない」と言うだろう。勝った時の感覚や問題から「逃避」できること，楽しい思いができることなどのような可能性のある例を出して話し合う。短期間の結果と長期間の結果の違いを対比する。多くの問題行動と同様に，ギャンブル行為の短期的な結果はたいてい肯定的なものであるが，一方で長期的な結果は否定的なものである。クライエントがこの違いを認識して，彼らがギャンブルを続ける上で果たしている役割を理解できるように助ける。

このプログラムの多くの場合と同様に，クライエントにとっての目標は，この引き金と結果を作り上げることに責任を持つということである。治療者としてあなたは導くような質問をすることができるし，すべきであるが，クライエントが機能分析をするのをやめてしまわないように働きかけるべきである。

ホームワーク。「あなたの問題ギャンブルを扱う」という題ではあるが，「選択肢」の課題（付録8を参照のこと）として次の宿題を出す。このホームワークの目的は，機能分析に基づき，ギャンブルに対してオプションを作ることにある。我々はクライエントにホームワークを仕上げるための簡単な説明をすることからはじめる。詳細な導入は，ホームワークシートに印刷してある。クライエントにホームワークを渡す前に，それぞれのワークシートページにある「問題ギャンブルの状況（problem gambling situation）」とある横の空白部分に，同定された引き金のカテゴリーをクライエントに埋めてもらう。

「わたしはあなたに，我々が今日同定した引き金となる状況の一般的なカテゴリーを3つ挙げるので，この練習で，あなたのギャンブルの引き金となるようなハイリスク状況の代わりになるものと選択肢を同定してください」。

4.1.5　第4段階：オプションと実行計画

ギャンブル行為への対処技能を高める

第3段階で学習し洗練化させたスキルを第4段階で固めていく。この段階では，問題となるギャンブル行為のきっかけとして働いた環境的，行動的，認知的，感情的な出来事に応じた有益な代替方法を生み出すことの重要性に焦点を当てる。第4段階のなかでは，問題となるギャンブル行為に関係するきっかけに代わる特異的で有益な行動をクライエントが同定し，問題解決をして，実行する準備ができるように援助していくべきである。

第4段階の構成要素

最近のいかなるギャンブル行為も見直す。前回のセッション以降に見られたどんなギャンブルエピソードでも見直す。最近の出来事を使って，引き金と結果の同定を繰り返す。クライエントの目標の表明記入シートに立ち返って，無批判的な態度で何らかのギャンブル行為がいかに治療目標と関連しているかを問う。クライエントが目標を変化させたがっているという可能性に開かれているべきである。最後の段階と同じく，この治療段階の中身に関係しているギャンブルの要素を書き出す。

オプションホームワーク。クライエントがオプションホームワークについて理解できているかを確かめる。オプションを作っていく上で，きっかけとなる出来事に問題解決アプローチが有用になることをクライエントは理解するべきである。このホームワークを見直すことと実行することが，引き金と結果を同定する時の特異性の重要さを強調する機会になる。

オプションを作ることは簡単ではなく，多くのクライエントが貴重で価値のあるオプションを見つけ出すことに苦労するということを我々は理解しようとしている。それに誠実になる。ギャンブルの興奮に代わるような活動はそうはない。

例えば，人が無料の飲み物を届けてくれ，無料もしくは安価で食事とホテルの部屋を用意してくれる刺激的な場面にいるような経験を，カジノギャンブラーが簡単に複製してくれたりはしない。現実的なオプションというのは，ギャンブル経験の複製をするのではなく，願わくば，彼らの目標にクライエントが近づいていけるようなものである必要がある。ギャンブルの結果と比べて，同定したオプションの相対的な結果を考察する時に，このことはもっとも明らかになる。オプションの根拠についてクライエントが考え抜くのである。クライエントと治療者両方が，オプションを同定することは創造的な作業であるということを理解する必要がある。オプションを実行するのは試行錯誤である。これは，実現できるオプションもあるが，一方で失望してしまう場合もあるということを意味している。クライエントはオプションを同定し，試み，評価することの価値を理解する必要がある。

代替行動を実践するための特定の実行計画をクライエントに立てさせることが肝要である。この計画はできるだけ特異的であるべきで，適切であれば，その計画は特定の人と，特定の状況で，特定の行動について詳述されたものであるべきである。

「いままできっかけになる状況に対する代替案を作ってきたので，これらのオプションを実行に移すための計画を立てることが重要です。前もってすることを計画しておけば，その状況に直面したり，あなたの信念に挑戦しようとした時に，より実現の可能性が高くなる」。

次のセッションの前に経験すると予測されるきっかけとなる状況がどんなものかをクライエントに尋ねる。彼らが遭遇すると思われる問題となる状況について聞き，特にその状況を処理するための計画をどのように立てるかを尋ねる。

「次に私たちが会う前までにあなたが経験するかもしれないリスクのある特定の状況はどんなものだと思いますか？ 今日話し合ったことに基づいて，その状況を処理する計画を立てますか？」

問題となるギャンブル行為を引き起こすような認知的プロセスに対応したり，修正したりする方法について話し合う。彼らが明らかにした認知の偏りの現実的な妥当性についてクライエントに問う。認知の偏りに挑戦するやり方をモデルにして，それをその通りクライエントに実行してもらうのは，多くの場合有益である。出来事の無作為性，可能性，出来事各々の独立性，そして多くのギャンブル場面での営利的側面のような事柄について，クライエントがなんらかのレベルでひと通り教育を受けることを繰り返せば，ギャンブル行為に特有の信念の妥当性を問うのに役立つ。関連した状況（例えば，仕事のプレッシャー，夫婦間の衝突）についての非機能的な信念についても同様のやり方でアプローチできる。必要であれば，この段階の追加セッションで，オプションの実行を観察し，さらなるきっかけを見つけることも可能である。

ホームワーク。第5段階は，再発防止にあてられる。この段階の準備では，将来自分が遭遇するかもしれない再発を引き起こすハイリスクの状況を3つ挙げるようクライエントに求める（付録9）。これは今まで同定してきたものと似ているところもあれば，違うところもある。その同定された状況は，再発防止についての第5段階の話し合いの時に使う。

「私たちがともに取り組んできた期間を振り返ると，ギャンブル行為に関して，あなたには顕著な変化が見られた。将来，その変化を持続するのにあなたが最も困難だと思うような潜在的な状況は何だと思いますか？　今週のホームワークとして次のセッションまでに，あなたがギャンブルするのを差し控えたり，あなたが考えていた以上のギャンブル行為を控えるのが難しいと思うような状況を3つ挙げてきてもらいたいのです」。

4.1.6　第5段階：再発防止

躓きから学ぶ

最後の段階は，第3，第4段階のスキルを固めるのだが，これは再発防止に焦点を当てながらということになる。クライエントは，将来のハイリスク状況を処理するための計画を立てるよう促される。クライエント自身が自制心を邪魔する要因を記述して，起こりうる再燃の処理方法について話し合う。

第5段階の構成要素

最近のいかなるギャンブル行為をも見直す。前回の面接以降のすべてのギャンブルエピソードについて尋ね，それらがクライエントの治療目標に関連しているわけなので，それについて話し合う。クライエントが目標を変えようとしているという可能性に開かれる態度を忘れてはならない。

ハイリスク状況への対処

ハイリスク状況。ホームワークに出した3つのハイリスク状況とそれらの状況を処理する可能性のある計画について尋ねる。クライエントがその状況を処理するためのオプションと実行計画を作ることに携わるのである。ギャンブル行為を変えることの利益について話し合うよう促す。前回のセッションからいままでに遭遇したきっかけとなる状況をどのように処理したかを話し合う。そのような状況を利用して，クライエントが前の段階で作り上げた能力と計画を強化するためにその状況をどのように扱ったかを話す。この最近の経験と結果として作られるはずの実行計画への潜在的な変化についてクライエントに考えさせる。

「あなたが出会うと思った挑戦的な状況のうちの何かを経験しましたか？　私たちが準備していなかった状況や出来事が他にありましたか？　私たちが話し合ったオプションを実行したり，新しい状況のための計画を立てることに成功しましたか？　あなたが経験したことに基づいて，実行計画を修正する必要がありますか？　もしそうなら，それはどんなものですか？」

オプションと実行計画を作り上げる上でのあなたの役割は最小限にすべきである。このプログラムのこの時点までに，クライエント自身がこれらの問題状況を挙げられるようになっているべきである。

「回復の山道」に書かれていたコンセプトを見直す。「回復の山道」ホームワークのことをクライエントに思い出させ，つまずきに対する可能な反応と，クライエント自身が自制心を邪魔する要因についての警告を見直す。学習経験としての治療上の潜在的な再燃の重要性を強調し，再燃後できるだけすぐに回復過程を再開することの重要性に重点を置く。

変化を考える。第2段階の折の初めてのフィードバックレポートのコピーを取

4. 治療

りだし，以前と現在の行動の違いをクライエントに書き出させるのも多くの場合有用である。この練習の目的は，クライエントに自己効力感について表明してもらい，治療後も進歩を続けるためのクライエントの動機づけを高めることである。

4.1.7 フォローアップ

クライエントと治療者両方が，ギャンブル行為が改善して，5段階を経ることでギャンブルをコントロールするクライエントの自己効力感が向上したことを同定すべきである。しかしながら，過去にもギャンブル行為が減ったが，それが長続きしなかったこともあるかもしれず，その結果として，クライエントが改善を維持することへの不安感を報告することもよくあるだろう。多くの治療者にもこの懸念がある。フォローアップ・セッションのスケジュールは，クライエントと治療者に，特定の日に確実に会う機会を与えることになる。このフォローアップの時間枠はクライエントと治療者にまかされている。1，3，6カ月後の面接をすることで，お互いに再確認できる機会が増える。

クライエントのギャンブル行為と彼らの人生の他の部分での健康度を査定すべく，我々はフォローアップを利用する。端的でかまわないので，フォローアップセッションに関する個人的な覚え書きノートを持参して，最終の面接以降の時間のギャンブル行為時間記録振り返り表を完成させてくるように求める。この情報によって，クライエントが最近のギャンブル行為を見直してフォローアップセッションの議題を決めはじめることができるのである。クライエントのギャンブル行為によってこのセッションの内容が左右されるのである。

このフォローアップ・セッションは，クライエントの禁欲生活やうまくギャンブル行為を節制したことについて励ますいい機会になる。もしクライエントが目標に到達しなければ，最近の肯定的な変化についてクライエントと振り返り，獲得した変化への動機づけを高めることにクライエントの注意を向かせるのである。一般的かつ特にハイリスクの状況において，スキルを変化プロセスに適応させる

臨床のツボ　フォローアップ・セッション

フォローアップセッションで話し合う可能性のあるポイントは次のような事柄である。
・行動と目標の比較と矛盾。
・オプションと実行計画の実践。
・何をしてきたのかということと修正する必要のあるものは何か？
・自制を邪魔する要因。
・過去の再燃をどのように扱ってきたのか？
・将来の潜在的な再燃のための計画はどんなものか？
・治療終了以降に同定した追加のハイリスク状況はどんなものか？
・ギャンブル行為が減少したことの利益を挙げる。第2段階の時の最初のフィードバックフォームを再び提示するのも有用である。現在の行動とフィードバックフォームの情報をクライエントに比較させる。
・成功した行動経験を自己効力感を高めるものとして利用する。
・先月のあなたの成功で，ギャンブル行為をコントロールする能力について何を知ったか？
・どのようにあなたの進歩を持続させるのか？

ことを強調する。クライエントと楽観的な見通しを共有する。

4.2 作用メカニズム

　この治療において，いくつか重要だと思われる変化のメカニズムがある。第1に，この治療では，行動が肯定的かつ長期的に自然に変化しやすくなるようなものを活用することを目指している。トラウマティックな出来事は，短期だが不安定な変化をもたらすこともあるだろう。例えば，ポーカーで大負けして配偶者と離婚する危機にある場合，長くは続かない短期間の変化は起きるかもしれない。研究者は，嗜癖からの回復における成功とは，一般的にはその人の価値観や偏った自己知覚に反して，個人の現在の行動を認知的に評価することを含んだものであると考えている。この過程は自己指示的な変化を動機づけうる。GSCG治療の初期に，クライエントは矛盾について考え，行動を変化させる可能性について考えるよう促される。

　第2に，この評価プロセスで重要な要素が，クライエントのギャンブル行為についてのフィードバックを支えている。ギャンブル行為時間記録振り返り表（TLFB）のなかで得られた情報は，クライエントの最近の行動の詳細かつ包括的な記述である（Sobell & Sobell, 1993）。クライエントへのフィードバックの説明は，この人がギャンブル行為の調査をして，自分のギャンブル問題と他の人のそれとどのように比較したのかを考えた初めての機会であっただろう。私たちの経験からすると，受容的で無批判な治療者によって取り扱われた時，初めてこのフィードバックは目を見張るような出来事となりうるのである。

　第3に，この変化プロセスは，影響を受けうる動的なものとして動機づけを捉えている治療者にかかっている。MillerとRollnick（2002）は，変化へのコミットメントが問題行動のコントロール力を獲得するための十分な基礎を作ると説得力をもって説明している。ターゲットになる行動についての両価性や変化への抵抗は，正常なものであり，かつ回復のための重要な障害であり，クライエントと治療者間の柔軟な同盟を通して解決されうるものである。治療者がクライエントの変化への準備性を賦活することに成功することが変化には肝要である。我々は，動機づけ面接を使うことが，この変化プロセスの鍵となる要素となると考えている。

　最後に，行動療法の機能分析の適用については，長くそして経験的に支持されてきた歴史がある。ここに書かれている動機づけ面接を行い，読みもの（回復の山道など）やホームワーク課題を活用することで，クライエントのギャンブル行為を維持する条件を自分で行動的・認知的に分析させるのである。我々は，ギャンブルの先行刺激と結果を処理するためのオプションを作り上げるためのものとしてこのプロセスを使う。

　我々のモデルにおける先行刺激とは，環境的，行動的，認知的な出来事のことである。この介入の最後の段階において，このことが機能分析で同定された変化のターゲットに合うような問題解決，コーピングスキル向上，認知再構成法を含むクライエント主導的な介入につながる。

4.3 有効性と診断

指導による自己変革（GSC）は，嗜癖行動のための最も経験的に支持された短期的治療の1つである。その効果は7つの臨床試験で支持されている（包括的なレビューは，Sobell & Sobell, 1998, 2005 を見よ）。問題飲酒についての初めての臨床試験以来，この治療法は，薬物療法との比較試験に成功し，多文化間でも妥当性を持ち，思春期にも効果的で，社会的サポートにも拡大され，アルコールや薬物乱用者への集団・個人療法にも使用されるようになった。GSC は段階的ケア治験（a stepped care treatment delivery trial）においても評価されている（Breslin et al., 1999）。

嗜癖の治療のなかで最も評価の高いものの1つに基づいている

GSC アプローチは深刻な飲酒問題を抱える人への治療にも効果的であると示されている。最初に，このアプローチは軽症の問題飲酒者のために開発された。この最初の研究で飲酒の重症度は治療効果と関係がないことがわかったので，次に深刻なアルコール問題を抱える人に対するこのアプローチの効果を調査した。この調査によって，重症の問題飲酒者と普通の問題飲酒者という異なる対象者へのGSCでも肯定的な結果が得られるということが明らかになった（レビュー参照のこと Sobell & Sobell, 1998, 2005）。より重症のアルコール依存症者には短期治療が効果的であるという知見が繰り返し得られた（Edwards & Taylor, 1994; Project Match, 1998; Sobell et al., 1998）。深刻な問題には，より長期で，より強力な治療が必要であるという予想に反して，これらの研究で，治療反応性は問題の重症度にかかわらず治療の長さに無関係であることが明らかになった。

我々のGSC治療はSobellの治療をモデルにしているが，クライエントと治療者からのフィードバックに応じて改訂が繰り返されている（Meyers et al., 2000）。治療の目的はこのモデルと変わらないままであるが，治療の詳細は発展してきている。興味を持っているギャンブルのすべての領域についてアセスメントするのではあるが，治療効果を上げるためにアセスメント過程の合理化をすすめている。クライエントに提供される動機づけフィードバックは，ギャンブル行為時間記録振り返り表で得られた特異性のあるギャンブル行為情報を利用し，動機づけ効果を最大限に活用するために修正されている。セッションの内容とホームワークエクササイズは，治療コンプライアンスをあげるために修正してきた。第3段階では，ギャンブルに関連した不合理な信念をギャンブルの先行刺激やギャンブル行為を助長するような要因として考えている。治療内容は，特異的にギャンブルに関係している事柄や問題点を包含するように発展してきた。

我々のクリニックで治療を受けている36人の均質なクライエントを対象にして，この治療の有効性について試験的に調査を行った（Meyers et al., 2000）。参加者のうち11人（30%）が治療を中断して，治療後もしくはフォローアップのギャンブル行為データを集められなかった。アセスメントと治療のプロトコルについては，この本で記されているものと同様である。我々の治療トレーニングプロトコルを終了した臨床心理学の博士課程の学生がスーパーヴィジョンのもとで治療を行った。治療が終了した3人の問題ギャンブル者と22人の病的ギャンブル者の治療前，治療後，フォローアップの情報を表7に示す。全員がギャンブルのせいで重大な苦痛を感じていることを報告した。ほぼ半数が女性で，28%がアフ

表7 ギャンブルクリニックのクライエントの治療前・治療後・フォローアップ時の情報

尺度	治療前 平均（SD）	治療後 平均（SD）	フォローアップ 平均（SD）
South Oaks Gambling Screen	12.5 (4.4)	—	4.5 (2.9)
DSM-Ⅳ-TR 症状[1]	6.6 (1.4)	—	1.2 (1.2)
賭博の日数（%）	18.3% (18.0)	3.9% (3.2)	3.2 (3.5)
1回の賭博で賭けた金額	$897 (1058)	$241 (573.0)	$374 (621.7)
賭博の月間平均支出	$504 (574.4)	$81 (109.9)	$92 (230.0)

[1] 5点以上であればクライエントは病的賭博の診断基準を満たす

リカ系米国人であった。この被験者には診断面接を行ってはいないが，自己報告した苦痛の平均レベルは，外来の心理治療を受けている人としては典型的なものであった。3人のクライエントは問題飲酒と同一の症状を報告し，1人は薬物使用歴を報告した。

フォローアップ期間では，ここ6カ月間のギャンブルの症状を見る限り，病的ギャンブルの診断基準を満たす参加者はいなかった。治療前とフォローアップのG-TLFBデータを比較すると，1回のギャンブルで賭けたお金の総額は平均で58.3%減少し，月間のギャンブルの支出は平均で81.7%減った。苦痛のレベルは，治療後には有意に減少し，その効果は6カ月，9カ月後のフォローアップでも維持されていた。治療前のアセスメントで重度の飲酒を報告していた者のうち3分の2が，治療後とフォローアップでのアルコール消費量が有意に減少したことを報告した。治療結果は，性別や民族性を含む人口統計学的変数とは無関係であった。

4.4 治療法のバリエーションと組み合わせ

上述したように，Mark Sobell と Linda Sobell らは，指導による自己変革（GSCアプローチ）の多くのバリエーションを支持してきた。その治療バリエーションの多くは，まだ問題ギャンブラーと病的ギャンブラーを対象に試されてはいない。ギャンブル問題の治療のためにこのアプローチを適用した我々の経験は，2つの治療バリエーションの調査になっている。そのバリエーションのそれぞれで，多くのクライエントの治療効果（例えば，ギャンブル行為の変化の維持）を調べた。

カップルで行う

第1の治療バリエーションは，カップルで治療を行うというものである。結婚もしくは親密な関係の場合，ペアの相手がギャンブル問題を抱えていると非常にその影響を受けやすい。さらに，我々はカップルがしばしば一緒にギャンブルしているところを発見した。1人だけが問題ギャンブラーもしくは病的ギャンブラーであったにしても，ギャンブルは2人が楽しめる価値のある活動なのである。我々はGSCGを合同面接治療として使用したいくつかの事例を経験した。今までのところ，これはとてもうまくいっており，変化への動機づけは配偶者のサポートで促進されることがわかっている。1人だけが重大な問題を抱えている場合，合同面接治療ではカップルがギャンブルの代わりに活動的で楽しめるオプション

を採用するように促されるようになっている。この治療バリエーションの成功は治療前の夫婦関係の満足感にかかっていることがよくある。しかし，夫婦関係の満足感と治療の成功との関係を判断できるほど十分な合同面接治療の経験が我々にはまだない。

第2の治療バリエーションは，ギャンブルとアルコール問題の合併例の個人治療である。第1章で書いたように，ギャンブル問題を抱える人のなかで，生涯でまたは現在アルコール問題がある割合はかなり高い（例えば，Petry & Pietrzak, 2004）。この治療の起源のおかげで，ギャンブル問題に対する指導による自己変革；自己変革アプローチは，ギャンブル行為と同様にクライエントのアルコール問題にも効果があることが多い。助走段階アセスメントの間に，アルコール問題も併存することがわかるクライエントも多くいる。フィードバックの段階で，クライエントのアルコール摂取についてフィードバックを行う。場合によっては，ギャンブル問題だけに治療の焦点を当てることにして，アルコールに関して直接は扱わないこともある（Lipinski et al., 印刷中）。そうすると，治療前から治療後にかけてアルコールの量はいくらか減ることがある。また場合によっては，彼らが治療プログラムをすすめるにつれて，ギャンブル問題と同様アルコール問題についても考えるように促すこともある。このアプローチをとることによって，ギャンブル問題と同様にアルコール問題も減っていくことがわかった。治療を終了した人では，ギャンブル行為とアルコール摂取の減少が少なくとも6カ月続いていた。

GSCGと他の治療法を組み合わせると有益であると信じるにたる十分な証拠がある。アルコール問題に加えて，ギャンブル問題を抱える人たちは，しばしばうつや夫婦問題，経済問題も抱えている。時には治療中に劇的にうつがよくなるクライエントもいるが，とても苦労するクライエントもいる。これはギャンブル問題に先行して喪失体験やトラウマを経験した人たちには特に当てはまる。治療のなかでは直接うつは扱わない。その代わり，我々はその人たちに，うつやトラウマに集中するための他の専門的な選択肢を提示する。我々は夫婦や人間関係の問題についても同様の立場をとる。我々はGSCGでギャンブル問題を治療してから，そのカップルの問題に対する他の治療や社会サポートを促進するのである。もしクライエントが研究プロトコルに沿った治療を受けようとしなくても，我々のクライエントが治療の専門家たちとの自由なコミュニケーションに同意している限り，他の専門家との補助的な治療を妨げるようなことはしない。経済問題に関しても，我々は彼らの借金や金銭管理について助言できる専門家たちをクライエントに紹介する。

一部の患者のもう1つの選択肢として，ギャンブル・アノニマス（GA）がある。大きな都市では集会が開かれているが，都市部以外では利用しにくい。我々のクライエントの何人かは，以前GAに参加していたが，参加するのをやめた人もいる。もし彼らが，我々の治療しか受けないという治療プロトコルに参加していなければ，クライエントがGAに行くことを妨げたりしない。決断はクライエントに委ねられている。現在のところ，我々のクライエントがGAに参加して治療効果がえられるというエビデンスはない。

アルコール問題とギャンブル問題の併発に対処する

4.5 治療を行う上での問題点

クライエント固有の問題

我々の治療で直面する難題の多くは，クライエントの思い込みと我々自身が治療に求める完全性という2つの事柄のうちのいずれかにあてはまる。クライエントの思い込みとは，我々の治療アプローチと合致しないクライエントの関心や信念，希望のことである。初めのセッションで行われる治療についての教育は，普通治療者とクライエントが互いの期待をよりよく理解する手助けとなる。しかしながら，好みや希望を話さないまま，そのモデルに合わない人たちも必ずいるものである。例えば，GSCGアプローチの範囲内では，過度なギャンブル行為につながる可能性のある過去の要因を探索することに多くの時間はかけないものである。

クライエントの思い込みという難題は，ギャンブルでなくとも，他の嗜癖行動でもみられることである。ギャンブル行為にきわめて特有の難題の1つに，「ギャンブル行為を変化させるということは，失ったお金をギャンブルで取り返すことができなくなるということ」を受け入れようともがくことが挙げられる。時にこの認識は，お金がなくなったとか，借金がかさんでいるとか，ローンが返済できないとかということを他人に知られることを意味している。意思決定の天秤課題で問題が浮き彫りになったあと，借金を処理する方法を学べるフィナンシャルアドバイザーに委託することが，そのような関心を示すクライエントにとって価値のあるものになる。

ギャンブル行為は病気もしくは精神的な人とのつながりを失ったせいであるという思い込みを抱いているクライエントもけっこういる。動機づけ面接スタイルでは治療者は問題と変化の目標についてのクライエントの考えを受け入れることを求められるので，こうした2つの考え方もGSCG治療においては受け入れられるのである。治療者にとっての難題とは，こういったクライエントたちが嗜癖行動や行動変革について別の期待や信念を持っているということなのである。そのような場合，我々はクライエントに提供した情報を彼らがどのように処理したのかということを慎重に観察して，我々のアプローチがどこで彼らの期待とずれているのかということに留意する。例えば，そのようなクライエントは，再燃のような経験を聴いたり学んだりする我々のアプローチよりも直面化するアプローチの方をより期待しているのである。

治療の完全性の問題

この介入を行う上で我々が直面するもう1つの難題は，我々自身の治療への完全性を固持することである。Sobell夫妻を手本にして，我々は，各セッションの議題をあげたり，クライエント－治療者間の内的変化を書き留めることをせず，治療ガイドラインに沿うことにしている。同時に，我々はギャンブル行為と5つの段階，そして短期治療へのコミットメントを維持することに重点を置く。しかし，すべての治療段階において治療者は，自身の求める完全性という難題に直面する。その1つは，クライエントが治療段階の構成要素を完了できなかったり，治療者がその段階の目標にこだわったりすることで起こる。例えば，第1段階で最もよくある問題は，クライエントがアセスメントを完成するよう治療者からうるさく励まされ続けることである。このことから，アセスメントバッテリーはほどよい長さにとどめるべきであり，必要とあれば2回のセッションを使うことも考慮しておくことが重要なのである。アセスメントにおける難題は，ギャンブル

行為時間記録振り返り表の際に最もよく見られる。この尺度は，フィードバック過程でとても重要なものである。クライエントのなかには，自分のギャンブルエピソードについてなかなか詳細を思い出せないものもいる。こういうクライエントにとっては二度目のアセスメントセッションが必要であり，次の面接までに銀行取引明細や手帳といった記憶の助けになるものを持参するよう促すとよい。治療者もタイムラインマニュアルで概説している戦略を使って尺度を完成させることを促進する必要がある（Sobell & Sobell, 1996）。また一部のクライエントは，自分のギャンブル歴を思い出すよう求められた時，自身の両価性について語ることもある。クライエントにとってどれだけ多くのお金と時間をギャンブルで失ったかということに直面するのは恐ろしいことなのである。このようなクライエントには，動機づけ面接技術の基本にかえって，両価性に直面するのではなく，沿うことが大切になってくる。アセスメントの目的に対するクライエントの理解を向上させ，治療者は彼らを裁くようなことはせず，情報はクライエントの頼りになる手助けであることを再保証する。

　もう1つの治療の完全性における難題は，セッションが本来からそれていくことである。ほとんどのクライエントは，その多くはギャンブルと関係しているのであるが，人生における他の問題も抱えている。これら他の問題のために，焦点がギャンブルから外れていくのである。例えば，第2章と第3章で議論したイヴォンヌというクライエントは，仕事と家族にまつわる苦悩を訴えた。彼女は，ギャンブルがこの苦悩から逃れる方法であるとも語った。治療者にとって難しいのは，治療の矛先がこの問題へと移ってしまわないようにしながら，仕事や家族についての適切な情報を得ていくことである。うまくこの状況を扱うために，現在の段階の構成要素を心に留めておくことが大切である。我々は，常に焦点をギャンブルへと戻しながら，クライエントに耳を傾けて学ぼうとするのである。

　最後に，嗜癖行動をもつ人は往々にして治療を受けることに対して複雑な気持ちを抱いているということである。ある人は約束をしておきながら治療に姿を現わさないこともある。またある人は一度だけセッションに来て二度と来ないこともある。我々は，クライエントとの相互交流において，動機づけアプローチをすることで参加を続けられるようになると考えている。その日に彼らが我々のところに来た理由に耳を傾ける。我々は，彼らにギャンブル問題と自己変革プログラムについての情報を伝えるのである。我々は，変わろうと決意することはけっして生易しいことではないと思っている。それによって今まで以上に熟考することが求められるからだ。動機づけ戦略に有用な考え方は，第6章に挙げた「物質乱用治療における改善に向けた動機づけの強化（Substance Abuse and Mental Health Service Administration）」の本のなかで紹介されている。

4.6　多文化的問題

　嗜癖の文献は，嗜癖行動とその治療に影響を与える民族的・文化的問題に関するものがますます増えつつある（例えば，McNeese, 2005）。治療に関する研究では，経験的に支持された治療と文化的な配慮がなされた治療法をいかに融合させるか

についての議論がなされている（Wagner, 2003）。また，マイノリティの民族性は，治療における意思の疎通や治療結果とは関係がなさそうであるが，治療に対する満足感は，まさに民族性と関係しているようだ，という別の報告もある。(Tonigan, 2003)。被援助志向性や文化変容，差別感覚のようなその他の文化的変数の役割については未知数の部分なので，研究を続ける必要がある。これらの文化的問題とギャンブル行為の治療の関係についての理解はまだはじまったばかりである。第1章で述べたように，民族性の問題は，ギャンブル問題のますます大きなリスクになっているようである。この拡大したリスクが治療モデルに与える影響はまだはっきり解明されてはいない。

多様な民族や文化集団へのGSCG治療の有効性を支持するものがいくつかある。アルコールに関する指導による自己変革治療は，スペイン語に翻訳され，メキシコで行われた研究によって評価された。メキシコのプロジェクト（Ayala et al., 1998）で，この人たちへの治療アプローチの有用性は支持されたが，メキシコの男性は集団治療に参加するのは好まないということも明らかになった。また，ヒスパニックの成人，そしてヒスパニック系やアフリカ系米国人の青年に対する治療も有効であった（Sobell & Sobell, 2005）。GSCG治療に関して，我々のクリニックに通う問題ギャンブル者の約30％がアフリカ系米国人であり，クライエントもしくは治療者の民族性によって治療の効果の違いは認められていない（Meyers et al., 2000）。

5 症例スケッチ

次に挙げるのは症例ライアンに対する私たちの治療の要約である。この名前も他の全ての名前も架空であり，私たちはライアンの個人情報の保護のため記載の一部を変更したことをご理解いただきたい。しかし，この症例は，メンフィス大学のギャンブルクリニック（TGC）の治療に訪れたある個人のことを表している。治療は5期行われ，7週間以上にわたる5回のセッションで終了した。加えて，ライアンは治療終了から6カ月後のフォローアップセッションに参加した。

5.1 第1期：助走段階アセスメント

ライアンがなぜ私たちのクリニックを訪れたのかについてざっくばらんに話をしながらアセスメントを始めた。彼は妻に無理強いされてここにきたことを認めたが，ギャンブル行為を変えることに関しては特にわだかまりはないようだった。そこで私たちは第4章で述べたプログラムの短い要約を提供した。半構造化面接を行ってギャンブル歴を聴取し，そのあと基本的な人口統計学的な情報を説明した。私たちのクリニックを訪ねてくる大方の人がそうであるように，ライアンはギャンブルについて話す時には非常にざっくばらんだった。彼がギャンブルに関して求めた最初の救済がこの日の予約であった。

ライアンは結婚して17年になる44歳の男性で，彼の妻と15歳の娘と一緒に住んでいて，建築会社で工事監督として働いていた。彼は同じ会社に20年間勤めており，その仕事と仕事仲間のことを気に入っていた。気晴らしと娯楽のために，彼はキャンプを楽しんだ。彼と家族は，春から秋にかけて頻回に，同じグループの友達と定期的にキャンプに行っていた。ライアンはまた科学小説を読むことが楽しみであったが，他の趣味や興味はほとんど持っていなかった。彼は健康面の問題は何もなかったし，定期的に薬を服用することもなかった。毎日タバコは吸っていたが，アルコールは飲んでいなかった，彼は酒気帯び運転でちょっとした車の事故を起こしてから，約10年前にアルコールをやめていた。事故の前は，ライアンは「かなりの量を飲んでいた」そして「ほぼ毎日のようにビール何杯かは飲んでいた」。ライアンは，自分は早起きで睡眠には何の問題もないと書いていた。

ライアンは12年前にカジノでギャンブルを始めたが，今は酒場で電子ゲーム機をより頻繁にやっている。これらのマシーンには，スロット，カードゲーム，マッチングゲーム（図柄合わせ）などのさまざまなゲームが搭載されていた。彼はマシーンで遊ぶ理由について「楽しくて面白いから」，「わくわくするから」，「熱中させてくれるから」と書いた。これはライアンにとって繰り返されるテーマであった（彼は遊ぶことの大きな理由として「気晴らし」に繰り返し言及した）。

一方，お金は彼の賭けにとっての重要な動機ではなかった。特に，彼は確実に「最初に金を払う」ようにしていたと報告した。失ってもかまわない分だけ賭けて，他の資金には手をつけなかった。ライアンは月に1回くらいカジノを訪れ，スロットをやった。過去1年間で何回か合わせると18,000ドルにのぼるくらいスロットで勝ったという。しかし，ライアンはギャンブルによる現在の負債は5,000ドルであると報告した。彼は人生でトータルすれば100,000ドルくらい損しているだろうと報告した。

　一般的なライアンのギャンブル活動は，彼の勤務が終わる午後4時半くらいから始まった。車で帰宅する途中に，ライアンは友人と数人の家族がたいてい午後に集まる地元のバーを通過した。彼はいつもちょっとだけ仲間に加わって，そしてゲーム機の1つをやり始める。彼がゲームをしている間の感情は，「ゲーム機を打ち負かしたい」そしてこれはギャンブルというより「もはや試合だ」と書いていた。彼はたいていバーで50ドルから200ドルを使い，2～3時間過ごす。彼は8時間もの間やっていて，1,300ドルもの金額を失ったことを報告した。ライアンはバーについて，幼なじみとの交流の場だと記していた。

　私たちのクリニックに最初に電話してきたのはライアンの妻のドリスで，夫のためにどういった助けが得られるのかについて尋ねてきた。この最初の電話で，ドリスは治療者に対して，ライアンは「たぶん嘘をついて，あなたにギャンブルのことは何も話さないでしょう」そして「たぶんそれほど協力的ではないでしょう」と話したが，治療についてよく考えるよう彼に勧めると言った。やがてライアン自身が電話をかけてきてクリニックの予約を入れた。最初の予約の時，ライアンは自分のギャンブル行為を変えるために意欲的であるように見えたが，彼の治療意欲の源は明らかでなかった。妻との関係は時々ぎこちないものとなるらしく，彼はギャンブルは彼女から逃げて独りになるための手段であると語った。

　初回のセッションで私たちの簡易版意思決定の天秤課題を完了した時，ライアンは次のようなギャンブルについての肯定的な面と否定的な面を報告した。

　　肯定的な面：娯楽，お金儲けのチャンス，現実逃避「ゲームの最中は他に何も
　　　　　　　　考える余裕がない」，仲間との憂さ晴らし

　　否定的な面：妻は良い顔をしない，お金を失う，時間をギャンブルに費やす

　それからライアンは最初の2つの宿題を与えられた。1つは「回復の山道」を読むことである。これは，クライエントが躓きや失敗の意味を捉え直して，それに対処できるようになるとても有効な方法である。そしてもう1つは「正式版意思決定の天秤課題」である。これはギャンブルをやめることについての良い点と悪い点，ギャンブル行為を変えないことについての良い点と悪い点をクライエントに検討してもらうものである。面接後，ライアンにはG-TLFBとギャンブルに特異的な評価尺度の一式を記入してもらった。ライアンのG-TLFBの1カ月は表8に示されている。この尺度は後から治療者によって点数化され，そして2回目のセッションで個別にフィードバックされた。初回のセッションでは，この助走段階としての全ての内容を完了させるために2時間は必要である。

コメント

　指導による自己変革モデルでは変わりたいという本人のやる気を伸ばすことが

表8 ライアンのある月の6カ月ギャンブル行為振り返り表

	日曜	月曜	火曜	水曜	木曜	金曜	土曜
日付		1	2	3	4	5	6
種類		ビデオ	ビデオ	ビデオ	ビデオ	ビデオ	
時間		2.0 時間	1.0 時間	2.0 時間	2.0 時間	2.5 時間	
当初予定		50 ドル	75 ドル	100 ドル	50 ドル	100 ドル	
賭け		100 ドル	100 ドル	150 ドル	100 ドル	100 ドル	
勝ち/負け		−100 ドル	0 ドル	25 ドル	−50 ドル	25 ドル	
飲酒							
特別な日							
日付	7	8	9	10	11	12	13
種類	ビデオ	ビデオ	ビデオ	ビデオ	ビデオ	ビデオ	スロット
時間	5.0 時間	2.0 時間	1.5 時間	1.0 時間	2.0 時間	1.5 時間	6.0 時間
当初予定	100 ドル	200 ドル	75 ドル	100 ドル	50 ドル	100 ドル	400 ドル
賭け	200 ドル	100 ドル	75 ドル	200 ドル	50 ドル	200 ドル	400 ドル
勝ち/負け	400 ドル	100 ドル	0 ドル	−200 ドル	−50 ドル	−100 ドル	−200 ドル
飲酒							
特別な日							
日付	14	15	16	17	18	19	20
種類		ビデオ	ビデオ	ビデオ	ビデオ	ビデオ	
時間		3.0 時間	1.5 時間	2.0 時間	1.5 時間	1 時間	
当初予定		200 ドル	75 ドル	50 ドル	150 ドル	50 ドル	
賭け		200 ドル	100 ドル	50 ドル	150 ドル	75 ドル	
勝ち/負け		−100 ドル	−50 ドル	−50 ドル	100 ドル	−25 ドル	
飲酒							
特別な日							
日付	21	22	23	24	25	26	27
種類		ビデオ	ビデオ		ビデオ	ビデオ	
時間		2.0 時間	2.0 時間		3.0 時間	2.0 時間	
当初予定		150 ドル	150 ドル		200 ドル	200 ドル	
賭け		100 ドル	150 ドル		250 ドル	100 ドル	
勝ち/負け		−100 ドル	−50 ドル		0 ドル	−50 ドル	
飲酒							
特別な日							
日付	28	29	30				
種類		ビデオ					
時間		2.0 時間					
当初予定		125 ドル					
賭け		125 ドル					
勝ち/負け		−75 ドル					
飲酒							
特別な日							

重要とされているため，最初に治療を求めてきたのがライアンの妻ドリスの方からであったという事実が私たちは気になっていた。彼の語った結婚生活におけるぎこちなさもまた，ケースの概念化にあたって組み込みたい問題であった。また，私たちは，ライアンが「負けても差し支えない」分だけを賭けるとか「最初に支払いをしておく」といった工夫をしていることが，すでにギャンブルをある程度制御していることを示す事柄であると見なした。そして彼が，10年ほど前の事故をきっかけにお酒をやめられたことも，私たちがこれから高めていこうとする自己効力感の証しの1つであった。

5.2　第2期：治療意欲とフィードバック

　私たちはライアンの1週間の様子について尋ねることから始めた。彼は，ある週には「ギャンブルをしなかった」（後述の出来事を除いて）し，ギャンブルをしたいという衝動にうまく抵抗することができていた。そのあと，ライアンが完成してきた2つの宿題を再検討した。動機づけ面接の形式で行い，ライアンが「回復の山道」の宿題の内容，つまり，つまずいてしまう可能性もあるが，仮にそうなったとしても未来の成功のための学習体験として役立てることができるということを理解していることが確認できた。

　セッションのなかで，意志決定の天秤課題について見直した。そこでライアンは，ギャンブルを続けることとギャンブル行為を変えることの両方に対して賛成と反対のいくつかの例を挙げた。治療者は，ギャンブル行為を変えることに対する賛成と反対の理由についてのライアンの考えを明確にするために助言や質問を行った。多くのクライエントと同様にライアンも，ギャンブルの利点と変えることによる損害を否認しようと試みた。治療者は，動機づけ面接の形式を用いて，ライアンがギャンブルに肯定的な価値を見いだしていることを確かめるための作業を行った。これには，ギャンブルには価値があり，やめると寂しくなるような性質があるとクライエントに分からせる目的がある。この情報はまた第3期で機能分析を実施する際や第5期でハイリスク状況を特定する際にも有用である。表9に，ギャンブルし続ける場合とそれを変えた場合のそれぞれの損害と利益についてライアンが考えついた例が挙げてある。

　時間とお金の喪失に加えて，遊んでいたゲームがもはやかつてほど楽しめなくなっているという事実も，ライアンにとって変わろうという動機づけになっていた。ライアンは「昔ほど多くのものを得られなくなった。」と説明した。ライアンは夫婦関係に関してきかれた時，それもまた動機の1つになっていることを認めた。ライアンは妻のことを「非常に支配的である」とし，また彼女は「あれしろこれしろといつも口うるさい」と説明した一方で，彼は関係を改善したいと思い，そのためなら進んで何かを変えようと思っていた。彼はまた次のことを指摘した：

　ライアン：もし彼女が，私がギャンブルを続ける唯一の理由であったなら……。
　治療者：あなたの妻が，あなたがここへ来る唯一の理由ではありません。

表9 ギャンブル行為を「変えること」対「変えないこと」による損害と利益

変えることによる利益	変えないことによる利益
・妻からの文句が減る ・結婚生活がうまくいく ・お金を失わないですむ ・他の活動により時間がとれる	・妻の管理から逃れる ・バーでの人付き合い ・賭けを楽しむ ・大儲けのチャンス

変えることによる損害	変えないことによる損害
・退屈 ・仕事が終わってから行く場所がない ・大金を勝ち取るチャンスがなくなる	・お金を失うこと ・時間を失うこと ・妻との争い

ライアン：いいえ，彼女は私に来させたがるが，私は自分がやめたいからここにいる。

治療者：なぜ？

ライアン：私はもう止めたいと思ってる……最近どんどんつまらなくなってきた。もし私がお金を使うことで，それから何か得ているならば，私はたぶんやめたいとは思わないでしょう。しかし私は使ったお金から何も得ていない。

治療者：あなたの奥さんからのプレッシャー以外は……。

ライアン：うん。でもそれには値打ちがない……。

ライアンは，前回のセッションの後，彼の妻が少しでも何か変えようとして家族とポーカーゲームを催したと報告した。彼はゲームを楽しみ，それはたしかにギャンブルに違いないのだが，ギャンブルであるように感じなかったと言った。彼は慎重に言葉を選びながら，ちょくちょくポーカーをしてたまに小さな賭けをするが，多額の賭けでは決してないこと，そして仲間との憂さ晴らしを重んじるものだったと述べた。

ライアン：皮肉なことに，彼女がギャンブルを止めさせようとしたはずなのに。

治療者：彼女はあなたがギャンブルをやめるよう促した人なのに，晩にギャンブルを企画した？

ライアン：そのギャンブル自体は問題ではなくて……問題は彼女にコントロールされてることに関係してるんだ。

治療者：あなたがここに来たのは，彼女があなたをコントロールして？

ライアン：うん。彼女はそこにいる状況の全てをコントロールしたがるんだ。

治療者：彼女は常にあなたがどこにいるのか知りたがっている？

ライアン：いや，それはどうであれ構わない。彼女はただ自分の意見を通したいだけ。

治療者：彼女があなたにギャンブルをやめさせようとするから，まるであなたをコントロールするように思えるのかな。

ライアン：私がギャンブルしようがしまいがそれは彼女には関係ない。彼女は私にもっとそばにいてほしいと思っているし，また彼女のお金や彼女が自分

のものだと思ってるものを外で使わないでほしいと思っている。
治療者：そうするとあなたの奥さんはあなたにもっとそばにいてほしいと。
ライアン：ええ……彼女は私にそばにいてほしいと思っている。私は娘ともっと一緒に過ごしたいと思っているが，彼女は15歳で全く私と一緒にいたがらない。それはあなたも分かるでしょう。
治療者：娘さんと一緒に過ごすことはあなたにとって大切なんですね。
ライアン：彼女の友達がそばにいない時は，私たちは一緒に良い時を過ごしている。友達がそばにいる時は，彼女は私といたがらないが，それは仕方がない。
治療者：でもあなたの奥さんは，たとえあなたを監視するためだけだったとしても，もっとあなたにそばにいてほしがっている。
ライアン：そうですね，もしかすると私を監視するためだけではないのかもしれない。

このセッションの最初の焦点は，ライアンの変わりたいという意欲を高めるために，第1期で集められたアセスメントの情報を再検討することであった。私たちは，ライアンのギャンブル行為を実際に起こった前後の状況と照らし合わせるためのフィードバックを用いた。フィードバックの多くはG-TLFBから引用したものである。この情報はまた，彼の表明した目標や優先事項と彼の実際の行動とを対比させる機会にもなった。例えば，これと後に続くセッションで，私たちはしばしばライアンに，ギャンブル行為の選択が彼の立てた目標と一致しているかどうかを尋ねた。フィードバックを提供する際には，ギャンブル行為について評価を下さない，コメントしないこと，そしてライアンにフィードバックに対する反応や考えを尋ねることが重要であった。表10はライアン個人のフィードバック報告の重要な記録を含んでいる。この報告を見ての通り，ライアンに与えられた情報のそれぞれのあとに自由回答形式の質問が続いている。ライアンにはその情報と質問について案内してあったので，フィードバックについての議論と彼の解釈を引き出せた。私たちの取り組みは，変わりたいという意欲を高めて励ますために慎重に言葉を選びながら，抵抗感と両価性に着目して対処していくことである。私たちはライアンに，彼のギャンブル問題の程度，ギャンブルを制御する自己効力感，非合理的信念の程度，結婚生活の満足度についての情報も提供した。ライアンはお金に関する結果には驚かなかった。お金に関する結果にはあまり関心がないようであったが，私たちはこれを機に，金銭面に関しても変えていこうとする意欲をもたせようとした。

ライアン：私はギャンブルより今年の確定拠出年金（自分で年金資産を運用する制度）でより多くのお金を失った。
治療者：そのお金に関してはそれほど気にならない？
ライアン：ええ，私は稼いだお金を使っただけ……私は支払いやその他に必要なお金は決して使わない。
治療者：あなたがギャンブルに使ったお金は遊び金で……楽しみなどに使えるお金ということ？

ライアン：ええ，そのお金はそんなに大切なものではない。ただ，もちろんこの時，私はRVを修理するために使うこともできた。

治療者：ふむ……。

ライアン：私はそれを自分で作業しようと計画していた，というのも店までRVを牽引するのに150ドル，そして修理してもらうのにおそらく900ドルはかかりそうだったから。でもそんな時間もなかったので，私がすってしまったお金があれば，簡単にそれを店まで牽引して預けることができたでしょう。

治療者：あなたがギャンブルで使ったお金で修理代に充てることができた？

ライアン：ええ，修理自体はそんなに大変な作業ではないけど，私は燃料ポンプが壊れる前にちょうど満タンにしたタンクからガソリンを抜かなければならなかった。そうするとそのなかには75ガロンくらいあるし，それは私には無理だ。

治療者：そうすると，ギャンブルで失ったお金もある程度大切なものなのでは？あなたはRVを修理して夏のキャンプに備えることができたでしょうに。

ライアン：ええ，私は自分でどうやって直そうか思い悩むことなく修理できたでしょう。RVは私道に何カ月も置きっぱなしになっていたんです。

治療者：もしあなたが使えるお金をもっていたなら，あなたはすぐにそれを修理してもらっていたかもしれない？

ライアン：たぶん……もしギャンブルのお金をまだ持っていたら，あんな面倒なことをしなくて済んだろうに。

　私たちはそれからギャンブル行為に変化をもたらす動機づけ因子として時間の損失へと話題を移した。ライアンは経済的な損失よりもギャンブルに費やした時間のほうにがっかりしていた。「こうして眺めてみると現実味を帯びてくるな。」彼は，カジノよりもバーの方がギャンブルに費やす時間が多かったが，カジノへはちょっと出かけただけでより多くのお金を使っていた。時間をより有効に活用する方法を見つけることは，将来のセッションの焦点になるだろう。SOGSの結果について尋ねられた時，ライアンは次のように語った。「そんなに驚かないし，それほどたいした問題じゃないと思っている。私は手持ちの金以上に使うことはないから実際気にならない」。

　フィードバックを受けた後に，ライアンは目標の表明記入シートに記入した。彼が報告した目標は，ギャンブルに費やす時間を減らすことであった。これは繰り返すが，彼はお金の損失はそれほど重要なこととは思っていなかったからである。特にライアンはギャンブルを1〜2時間やって，出費を100ドルまでに抑えたいと思った。彼はまた，毎月ギャンブルで遊ぶ日数を現在の25日から15日に減らすことを望んだ。不思議なことに，彼のギャンブルの目標は，最近の数週間のギャンブル行為の節制と一致しなかった。ライアンはこのことについて，自分はギャンブルにはまっているわけではないし，やめることに非常に自身があるからだと述べた。これは，彼が目標達成における自信が100％あると評価していることにも表れていた。私たちはライアンに，ギャンブル行為の機能分析を始めて

表10 ライアンの評価フィードバック報告のサンプルページ

あなたのギャンブルについての事実：6 カ月間の見通し

目的：あなたはいくらギャンブルに使うつもりだったか？
6 カ月の経過中に，あなたは 141 回ギャンブルをし，そして 20,130 ドルを賭けようとした。これはこの期間に報告したあなたの収入全体の約 56％である。

危険度：あなたはいくら賭けたのか？
6 カ月の経過中にあなたは 141 回ギャンブルをし，そして実際 28,135 ドルを賭けた。
これはこの期間に報告したあなたの収入全体の約 78％である。
過去 6 カ月間で，あなたは意図していたよりも 8,005 ドル多く賭けた。
あなたは，過去 6 カ月間で 141 回のギャンブルのエピソードのうち 81 回であなたが意図した金額を賭けた。
このグラフについてのあなたの印象はどうですか？

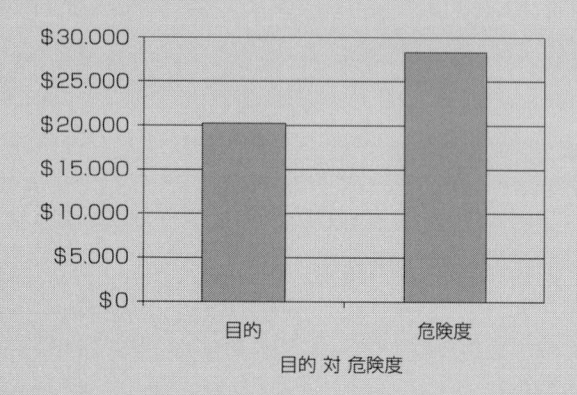

目的 対 危険度

月々の掛け金の概観

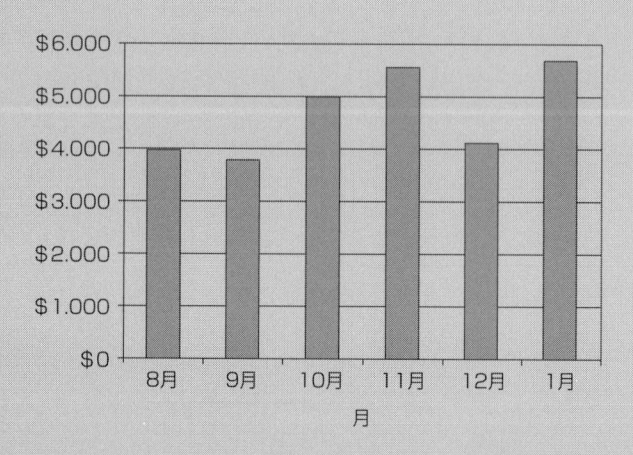

月

あなたはここにどんなパターンを見ますか？
いくつかの月は他の月よりも大きくなっていますが，考えられる理由は何ですか？

日毎の賭け金の概観

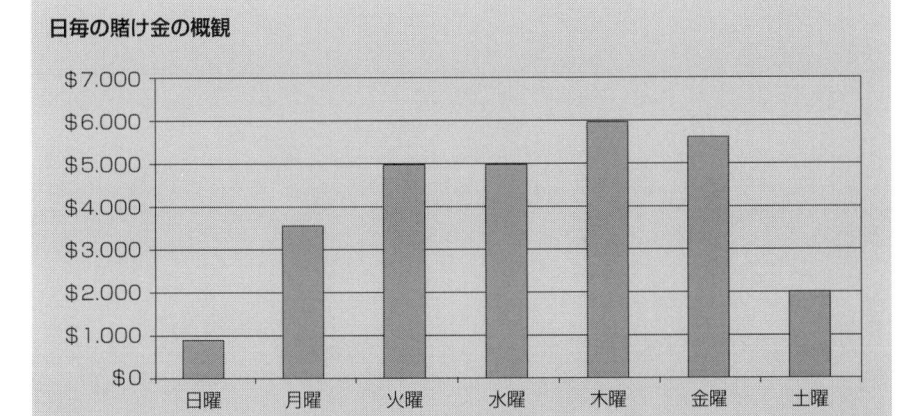

曜日	金額
日曜	約 $1,000
月曜	約 $3,500
火曜	約 $5,000
水曜	約 $5,000
木曜	約 $6,000
金曜	約 $5,700
土曜	約 $2,000

あなたはここにどんなパターンを見ますか？ あなたは，なぜいくつかの日は他の日よりも高いのか考えが何かありますか？
あなたが賭けたお金でできた他のことは何ですか？

時間：あなたはギャンブルにどのくらいの時間を費やしていますか？
過去6カ月であなたは292時間あるいは12日間ギャンブルをした。
あなたがその時間でできた他のことは何ですか？ 他のことをすることに比べて，あなたがギャンブルに費やした時間の合計は，あなたの優先順位を反映していますか？ あなたにとって何が重要ですか？

勝ち／負け：あなたはギャンブルでいくら勝ちあるいは負けましたか？
あなたはギャンブルで，過去6カ月，合計約5,945ドルあるいはあなたの収入の29%を失いました。
もし現在のパターンでギャンブルを続けたとしたら，あなたが失う金額は：

年	予測喪失
1	11,890 ドル
2	59,450 ドル
3	118,900 ドル
4	297,250 ドル

もし，あなたがギャンブルをした時間で時給8ドルの仕事についたなら，あなたは2,336ドルを稼いだでしょう。代わりに，あなたはギャンブルで1時間約20ドル失いました。
あなたの生活における経済的支出の他の主要な部門，住居費，食費等，と比較すると，ギャンブルは過去6カ月であなたが支払った額の31%にのぼります。
あなたは私に優先順位について話しました。あなたのお金の使い方は，生活においてあなたの優先順位を反映していますか？ もし誰かがあなたのお金の使い方を見たならば，その人はこれらの優先順位の正確な情報を手に入れるでしょうか？

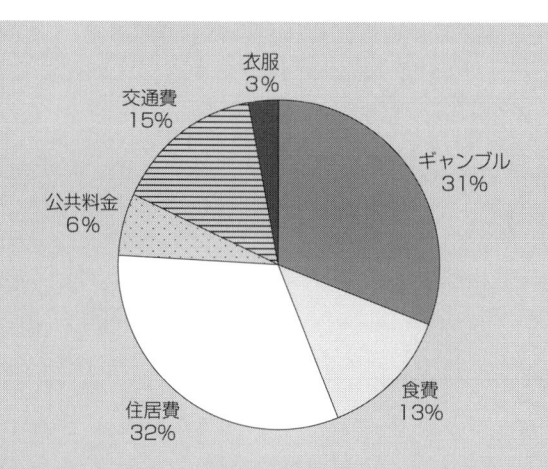

衣服
3%
交通費
15%
ギャンブル
31%
公共料金
6%
住居費
32%
食費
13%

あなたのギャンブルは他の人とどこが一緒なのか？
あなたは South Oaks Gambling Screen（SOGS）で20点満点のうち9点でした。
5点以上は，病的ギャンブラーの可能性を示しています。病的ギャンブラーはギャンブルによって深刻な問題を経験する人です。

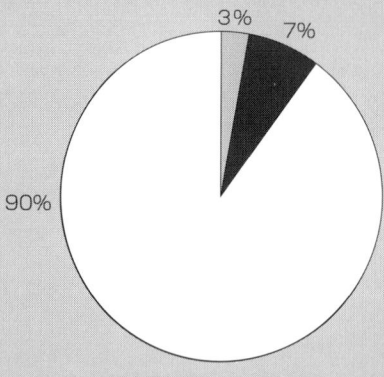

3% 7%
90%

成人男性集団のSOGS得点

成人男性集団の約3％だけが5点以上であることが分かるでしょう。あなたはこれについてどう思いますか？

あなたの飲酒は他の人とどこが一緒なのか？
あなたはアルコール使用障害質問票（AUDIT）で40点満点のうち0点でした。あなたのAUDIT得点は，あなたの飲酒が問題として考慮すべきかどうかを示しています。8点以上は，問題飲酒者の可能性を示しています。問題飲酒者は飲酒から深刻な問題を経験する人です。

あなたの重症度レベル：0	飲酒問題の危険レベル
→	低：0〜7
	中：8〜15
	高：16〜25
	非常に高：26〜40

あなたはこれについてどう思いますか？ これは飲酒についてのあなたの見方と一致していますか？

あなたはあなたのギャンブルをコントロールすることについてどのくらい自信がありますか？

あなたはギャンブラーの自己効力感質問紙（GSEQ）で100点満点のうち31.25点でした。100点は，あなたがギャンブル行為をコントロールする能力に完全に自信があることを意味しています。0点は，あなたがギャンブル行為をコントロールする能力にほとんど自信がないことを意味しています。

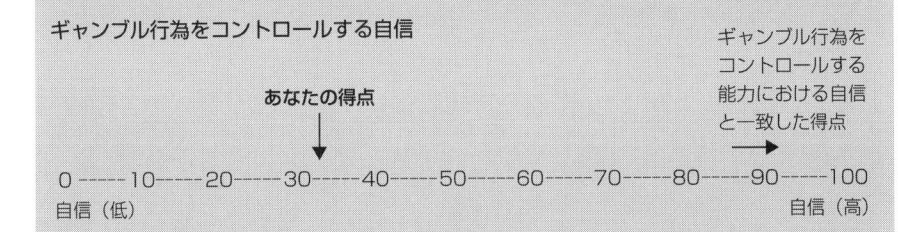

ギャンブル行為をコントロールする自信

　　　　　　　　　　　　あなたの得点　　　　　　　　　　　　　ギャンブル行為を
　　　　　　　　　　　　　　↓　　　　　　　　　　　　　　　　コントロールする
　　　　　　　　　　　　　　　　　　　　　　　　　　　　　　　能力における自信
　　　　　　　　　　　　　　　　　　　　　　　　　　　　　　　と一致した得点
　　　　　　　　　　　　　　　　　　　　　　　　　　　　　　　　→

0 ----- 10 ----- 20 ----- 30 ----- 40 ----- 50 ----- 60 ----- 70 ----- 80 ----- 90 ----- 100
自信（低）　　　　　　　　　　　　　　　　　　　　　　　　　　　　　　　自信（高）

ギャンブル行為による問題を経験しなかった人の多くは，この尺度では85点以上の傾向があります。あなたの得点は問題のないギャンブラーによって一般的に報告されている得点より50点以上低いです。

あなたは他の人と比べてあなたのギャンブルをコントロールする能力についてどのくらい自信がありますか？

あなたの思考はどのようにあなたのギャンブルに影響を与えるか

人々の多くが，ギャンブルのことが頭に浮かぶ時，迷信的な思考をもっていて，時々，彼らがコントロールしていない出来事をコントロールしていると間違って信じています。私たちは皆が時々，ツキが来ていることを実感できるとか，何かすることでツキを呼ぶことができると考えてしまいます。不幸なことに，これらの思考の多くを持っている人々は，問題を引き起こす方法でギャンブルをやる傾向にあります。

ギャンブラー信念質問紙（GBQ）は，個人のそのような信念のレベルを測定します。
あなたはGBQで95点でした。問題なくギャンブルをやっている人々は，この尺度ではほとんどいつも70以下です。高いレベルの迷信的思考を持っている人々は，ギャンブルの問題を持つ傾向があるかもしれません。

迷信的思考のレベル

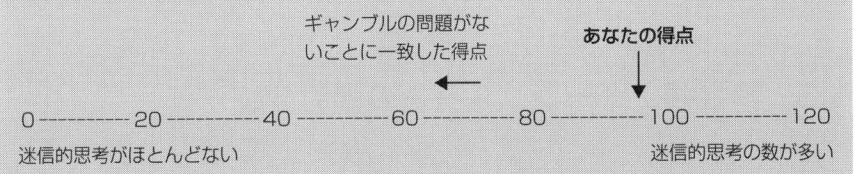

　　　　　　　　　　　　ギャンブルの問題がな　　　　あなたの得点
　　　　　　　　　　　　いことに一致した得点　　　　　↓
　　　　　　　　　　　　　←

0 ---------- 20 ---------- 40 ---------- 60 ---------- 80 ---------- 100 ---------- 120
迷信的思考がほとんどない　　　　　　　　　　　　　　　　　　　迷信的思考の数が多い

あなたがギャンブルしている間，あなたはどんな種類の迷信的思考を考えますか？

> **二者適応スケール**
> あなたは二者関係調和性尺度（DAS）で151点満点のうち46点でした。100点以下の点数はあなたの関係性のなかで著しい苦痛と不満を体験しているかもしれないことを示しています。
>
> **配偶者あるいはパートナーとの関係性の満足度**
>
> あなたの得点 ↓　　　　　　　　　　　　　　幸福で，有益な関係性と一致した得点 →
>
> 20 ――― 40 ――― 60 ――― 80 ――― 100 ――― 120 ――― 140
>
> 迷信的思考が　　　　　　　　　　　　　　　　　　　　　　迷信的思考の
> ほとんどない　　　　　　　　　　　　　　　　　　　　　　数が多い
>
> この情報は，あなたが望むような関係性と一致していますか？

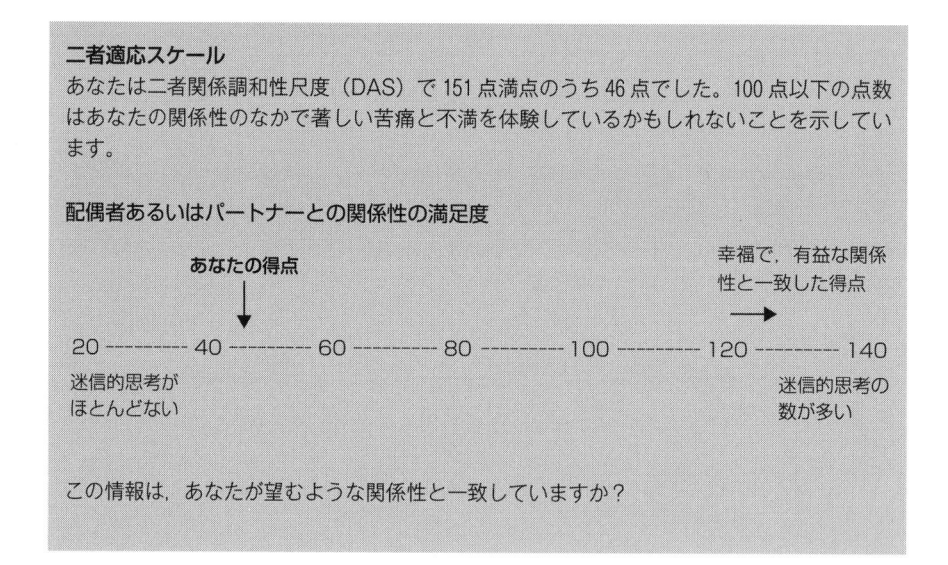

もらうにあたって，3つ目となる「引き金（triggers）と結果（consequences）」の宿題を与えた。

コメント

このセッションでは，私たちは最初のセッションで集めた情報と，ライアンがギャンブル行為の選択について再考するための理由に絞って行ったアセスメントからの情報を用いた。これは，娯楽としてギャンブルにあまり熱を上げているわけではないこと，ギャンブルに費やす時間が大きな問題だということの再確認，ギャンブルの損失はライアンと彼の家族に悪影響を及ぼしていることを再確認するという結果に終わった。さらに，おそらく最も重要なことには，ライアンは自分が，妻との関係を改善したいという欲求によっていくらか動かされていたことに気づいたことである。

5.3　第3期：ギャンブル行為の機能分析

ライアンは，自分はギャンブルをしなかったし，ギャンブルをしたいという衝動に駆られることもなかったと報告した。この成功体験について彼が最初に帰属させたのは主として外的要因であった。そのため私たちは動機づけのやり方でこの問題にアプローチした。

治療者：あなたはここ数週間ギャンブルしていませんね。
ライアン：仕事が忙しかったしね。
治療者：バーに立ち寄る時間もなかった？
ライアン：実は先週，新しいトラックを見せびらかそうと思ってバーに入ったんだ。でもギャンブルはしたいと思わなかった。今はギャンブルには興味がない。

治療者：すごい！　あなたはバーに入ってもギャンブルしなかった？
ライアン：うん，そう。
治療者：それはすごい。
ライアン：ええ，あまりやりたいとも思わない。

　ライアンは3つ目の宿題を完成した。私たちは，彼が宿題のなかで列挙してきたギャンブルの引き金と結果について話し合うことから始めた。ライアンは，「バーに毎日車で立ち寄るけど，特に何かするわけでもなく，そもそものきっかけは妻から逃れることだった」と報告した。彼は「私はたいてい朝5時には目が覚める。新聞を読んで，テレビを見て，犬を散歩に連れて行って，他の家族はまだそれから4時間は起きてこない。すごく退屈だ！　私は他に何をしなければならないんだ？」と細かく説明した。彼が招いた結果とは，バーのゲーム機やカジノのスロットマシーンで貯蓄やキャンプに回していたお金を浪費したことや，バーでとても多くの時間を費やしたこと，そして妻を怒らせ彼に不満を募らせたことであった。次の議論は，ライアンがギャンブル行為をするきっかけとなる出来事に対する理解を深めていくこととこれらのギャンブル行為がもたらす結果の全体像を作成することに向けられた。ライアンは妻との間にある葛藤に話を戻した。彼は彼女が自分のために「何の支援もしてくれない」と述べた。彼はドリスともっと多くの時間を過ごしたいと思っているが，今となっては2人の間に乗り越えられない壁を感じているのも明らかだった。ライアンはギャンブルの社交的な側面を語ったが，ビデオゲームで遊ぶことは基本的に単独の活動である。定期的に妻も連れて一緒にカジノに行こうとしたが，それは稀だった。

治療者：あなたが友人たちとカジノに行くとどうなりますか？
ライアン：入っていって，ギャンブルに時間を費やして，そして去る。それは問題ではない。
治療者：問題となるのはまさにあなたが1人の時ですか？
ライアン：1人の時は，誰かと一緒に帰ることや，そこでどのくらい時間が経ったのか，あるいはどのくらいお金を使ったかについて心配する必要がない。他の人たちと一緒なら，そんなに長くはそこにいない。たとえもし私が妻と一緒にそこにいても，私たちは楽しむことができる。
治療者：あなたがグループで行けば，物事はうまくいく。
ライアン：ええ，そこは気をつけないと。

　私たちが退屈という問題について議論し始めると，ライアンは彼の妻が4年前から偏頭痛が始まり，そのため仕事を辞めざるをえなくなったと語った。結果として，彼女はここ8カ月間とても不自由の身であった。彼女は混乱したり困惑したりするとしばしば発作に襲われた。このことが彼女をいらいらさせ，ひいてはライアンを困らせた。彼は時々，彼女は怠け者で自分で働こうとせず，そして「頭痛をまるで松葉杖のように言い訳に使っている」と思うことがある。ライアンはまた，妻が「食欲が減退してしまう」薬を服用していたと話した。このため朝食も夕食も外食することはなくなった。これらの外食はかつては彼らにとって

の楽しみであった。ライアンは，もっといろんなことを妻と一緒にやりたいが，しょっちゅう喧嘩してしまうと言った。彼は，彼らが一緒にできそうな活動を計画したいが，彼女はたいてい一緒に行きたがらなかったり，あるいは気分が悪くて行けなかったりすると報告した。

> 治療者：ありゃまあ……それは本当にいらだたしいですね。それではあなたが逃げ道を探したいというのも無理はないですね。
> ライアン：ええ，ほとんど彼女は家でただ座ってテレビを見ているか寝ているかです。
> 治療者：あなたが何かするために外出したい時は……。
> ライアン：たとえもし私がそこにいたとしても，彼女は外出したがらないし，何もしたがらないでしょう。
> 治療者：あなたは彼女と何をしたいですか？
> ライアン：私たちは土曜日の朝は外で朝食をとりに出かけていました。3人揃って朝食に出かけられればいいけど，彼女はしばしば10時か11時まで寝てるからそんな時は何もすることがない。彼女たちに頼んでみようかな。もし前もって話しておいたら，たぶん行ってくれるでしょう。
> 治療者：何かを一緒にやるためには良い方法ですね。

　ライアンのギャンブル行為における引き金と結果を検討することで，私たちはライアンのギャンブル行為を支えている行動サイクルに関する最初の仮説を立てることができた。家での退屈さと，ドリスが無気力で消極的な時に一緒にいたくないという思いから，慣例的に逃避と刺激を求めて仕事帰りにバーに立ち寄りたいという衝動に駆り立てられた。ライアンがギャンブル行為に時間とお金を費やすたびにドリスの怒りは大きくなり，家の中がより陰気な雰囲気になっていった。ライアンと妻の間に生じた緊張のせいで，ますます活動をともにすることがなくなった。
　セッションの残りは，これらの出来事を検討することと，どのようにライアンがそれらに対処するかについて議論することに費やされた。ライアンは4つ目の宿題「選択肢」を与えられた。それは，ギャンブル行為の引き金への対処計画を定式化していくものである。

コメント

　3回目のセッションでは，ライアンのギャンブル行為の作業モデルが得られた。次の2期で行う問題解決アクティビティでは，ライアンにとって退屈さを軽減させ，家での関係性を改善させ，妻からの「逃避する」必要性を和らげていたであろうギャンブル行為に代わるものを作り上げていくことに焦点を当てるものである。私たちはまた，ライアンが治療のなかで行う作業を自分の力で成し遂げたという自信と彼がギャンブル行為を明らかに変化させることができるという効力感を得られるように作業を進めた。

5.4　第4期：代替行動の実施

　ライアンは選択の宿題を完成させてやってきた。再び，彼はギャンブルをしていなかったしギャンブルの衝動もほとんどなかったと報告した。宿題を行うなかで，ライアンは次のような引き金に対する新しい対応を編み出した。洗車する，RVでキャンプに行く，どこか地元の喫茶店のような場所に新聞を読むために朝出かける（過去に彼がするのを楽しんだこと），家族とより多くの時間を過ごすといったことである。この課題はライアンにとって特に困難であることがわかった。なぜなら彼はキャンプの他にはあまり興味がなかったし，交友関係にしても彼がしょっちゅうギャンブルしていたバーを中心に集まる程度のものだったからである。加えて，ライアンの抱える夫婦問題のために，彼の妻と作業することが困難であった。このため，私たちは彼が作成した選択肢について丁寧に話し合い，それらの起こりがちな結果を検討し，空いた時間の別の活用法と家での葛藤を防ぎ，そして対処するための解決法を見つけ出そうとした。ライアンは妻と過ごす時間を楽しんだと報告したが，彼らのスケジュールはしょっちゅうずれるし，また，彼女が彼と一緒に時間を過ごしたくない，あるいは過ごせないということも書いていた。そうすると，彼はけっこう独りでいる時間が多いことに気づいた。彼はまた，娘ともっと一緒に時間を過ごしたいと報告したが，15歳の彼女にしてみれば時間があれば仲間同士で過ごしていたいこともよく分かっていた。妻に不満を持つ一方で，ライアンは彼らが過去に楽しんだ活動のいくつかを再開したがっているように見えた。

治療者：そうすると，あなたは暇な時間がたくさんあったけど，ドリスはあまりあなたと一緒にいたいという気分ではなく，サマンサはかなり彼女の友達の方に気が向いている。しかし，私たちは一通りの選択肢について話し合いましたね。さて，あなたはどう考えますか？

ライアン：ドリスが変わるとは思えないね。

治療者：すると私たちはここで行き詰ってしまうことになりますね。

ライアン：私のほうから何かをしなければならないことは分かっている。

治療者：あなたは何をしたいですか？　どんな活動をドリスと一緒にやりますか？

ライアン：ええ，あなたとは土曜日の朝の朝食について話し合ったし，もし私が前もって計画して遅がけに出かけるとしたらそれでうまくいくだろうと思う。

治療者：分かりました。他には？　ドリスの偏頭痛についての解決策はどうでしょう？

ライアン：2人とも観たかった映画を私が晩に借りてくるとか。そんなふうにして，たとえもし彼女が全部のことをやり遂げることができなくても，次の日に一緒にやればいい。彼女は好きな食べ物だけつまめばいい。そんなところかな。そんな調子で過ごしてれば，彼女が気分が良い時にはもっと楽に彼女のそばにいられるだろう。

セッションが終わる頃には，私たちはこれまでのセッションで同定されたそれぞれの引き金に対する選択肢をいくつか得ていた。私たちは，翌週に起こるかもしれない引き金となる状況についてと，またそのセッションのなかで立てたプランをライアンがどのように実践するかについて手短に話し合った。そのあとライアンに最終セッションで再発防止について話し合うための最後の宿題を渡した。この宿題でライアンは，将来起こりうる再発の危険性が高い3つの状況を一覧表に挙げてくるように求められた。

コメント

このセッションで生み出された選択肢は，ライアンにギャンブル行為の代替手段を与えることが目的であった。その代替手段はまた，多くの場合，ライアンと妻，ライアンと娘，そして家族3人全員の関係を良好なものにし，その関係がギャンブル行為を促す状況から逃れることを手助けしてくれるであろう。また選択肢によって，ドリスが身体の具合のせいで何もできなくなることに対する配慮が芽生えた。

5.5　第5期：再発防止

このセッションは，その週の間に起こりうる引き金となるあらゆる状況について質問することから始まった。私たちはまた，ライアンの計画のなかで起こり得るあらゆる新たな引き金や変化について尋ねた。ライアンはその週はギャンブルをしなかったが，すでに同定された引き金――退屈さと不満――に関連した1，2個の衝動に駆られた。彼は家族との時間と読書することでいともたやすくこれらに対処することができた。

ライアンは5つ目の宿題を完成させてやってきた。彼は3つの可能性のあるハイリスク状況を報告した（暇な時間があること，会議のためラスベガスに行くこと，妻に不満を感じること）。彼は毎年ラスベガスへ1週間にわたる出張に出かけるが，過去にギャンブルで4000ドル近くを費やしたことがある。この誘惑に立ち向かうために，ライアンはグループで滞在することを計画した。なぜなら，彼は他人といる時にはギャンブル行為をよりうまく制御できるからである。ライアンは彼の目標に向かい続けられる気がした。それは次のような理由からである。「そうすると心に決めた。いったんそう決めたからには私は望む時にいつでもやめることができる。酒をやめてから二度と後戻りしなかったように」。

私たちは最初の回復の山道の宿題を再検討し，禁断破断効果について話し合った。私たちはまたセッションのなかで，彼のギャンブルを制御する能力についての自信が高い時と低い時の状況をさらに詳しく検証するために，ギャンブラーの自己効力感質問紙（GSEQ）に対する彼の反応について再検討した。ライアンはちょうど初回セッションの前から節制を続けていたのだが，それでも私たちは彼が可能性のある躓きをどのように受け止めるのか，またその状況に対処するためにセッションで培った知識と技術をどのように駆使するのかについて話し合った。

私たちはギャンブル行為を変える利点についてのライアンの見解を再び取り上

げて，そして「意思決定の天秤」練習で彼が考えた項目，例えばドリスとの葛藤を軽減すること，より多くの時間とお金を持つこと，に対する彼の対応を比較した。これらに対してライアンはさらに，努力についての自信感と，彼が誇りに思えてかつ家族が幸せになれるようなことをしているという満足感を付け加えた。

その後ライアンはもう一組の評価用紙を完成させ，6カ月後のフォローアップセッションの予約を取った。彼にはもし必要なら予約日以外でもクリニックに連絡してきてもかまわないこと，そして予約を忘れないように私たちから電話をかけることを伝えた。

コメント

このセッションでライアンは，ギャンブル行為のハイリスク状況に対処する計画を自主的に立てられること，禁断破断効果について理解できること，そしておそらく最も重要な，ギャンブル行為を変化させることに対する自己効力感を表出できることを我々に示した。ライアンは妻の気分と健康状態が潜在的なギャンブル行為の引き金になると分かっていた。彼はこれらが場合によっては多くの不満を生み出すため，うまく対処できるようにしておくべきだということも分かっていた。そして彼にはそれができる自信があるように見えた。

5.6　6カ月後のフォローアップ

ライアンはこれまでの6カ月間のうち一度だけギャンブルをしたと報告した。彼は約3カ月前の土曜日の午後に独りでカジノに行った。「行ってどんな感じか確かめたかっただけだ」。ライアンは，ギャンブルに対するかつてのような衝動を覚えたが，そのような衝動に駆られた時に彼はそれに従うべきか否かをすぐさま決断することができたと語った。「衝動に打ち克つのは簡単さ……ただ私はもう行かないと決めた」。ライアンは，このギャンブルに関する特別な出来事のなかでどんな状況が引き金になっていたのか特定できなかった。彼は衝動を感じていたが「単に行ってみたかっただけ」と述べた。さらなる議論の後，彼は「単に退屈だったからどんな感じだろうと確かめたかったのかな」と言った。

ライアンは100ドル持って車に乗ってカジノへ行き，2枚のATMカードを使ってさらに400ドルを引き出して500ドルまでギャンブルすることにしたと報告した。賭け金5ドルのスロットマシーンを40分やって1,500ドル勝ち，カジノを離れることにした。ライアンはギャンブルについて，勝ったにもかかわらず次のように述べた。

治療者：あなたがギャンブルしている間，どんな感じでした？

ライアン：楽しくなかった。私はここにいるべきじゃないという罪悪感を抱いていた。こう言うのもなんだけど，大勝ちしてなくてもたぶんいくらかはお金を残して帰ったと思う。

治療者：かなりこたえたんだね？

ライアン：ええ，ずっと気分が悪かったし，勝ってもちょっとの間興奮しただ

けだった。つまり，そんな気持ちがせめても楽になったんだとしたら，負けたほうが良かったのかもしれない。私はそれがちっとも楽しくないことに驚いた。帰宅の間ずっと，私は本当に罪悪感を抱き，怒りを感じていた。

　ライアンは，彼の妻が最近数カ月以上も引きこもっていたために，選択肢のいくつかを実行することが難しかったと報告した。彼女は最近，夜に3～4時間オンラインポーカーをし（お金のためではない），朝11～12時まで寝ているようになった。彼は選択肢を変更しなければならなかったと述べた。彼は仕事に多くの時間を費やし，キャンプにも頻回に行き続けたが，家族がまだ起きてこない朝の時間に何かやることを見つけなければならなかった。「バーに戻るくらいならむしろ家でじっとしながら退屈でうんざりしてるほうがいい。私は，そこでどれほど多くの時間を費やし，どれほどの悪影響を被っているのか分かってなかったと思う。今ではずいぶん健康的な生活になったと思う。今となって私は自分がたぶん問題ギャンブラーだったことが分かる気がする。でもたぶん多くの人々とは違うんじゃないかな。というのも，費やしたのは時間くらいで，それ以外はそんなに私の生活と家族に損害を与えたわけじゃないから」。ライアンは，行動を自制していく責任があること，そして彼が生活において厳しい決断を迫られていることを確信していた。彼は自分が，妻がギャンブル行為に立ち向かっていく手助けをしてあげられると信じていた。

　ライアンは，ある出張でギャンブルをしたことを肯定的な学習体験として記述した。彼は基本的に，再発防止の時期で起こったこの出来事について記述した。「私は振り出しに戻ったとは思わないし，決して振り出しには戻らない」。ライアンはここ6カ月間，ギャンブル行為を減らそうとする意欲を持ち続けていた。そして多くの場面において，彼が首尾よくギャンブルの衝動に抵抗しギャンブルに代わる行為を選んで実行していたことを述べた。彼は妻のことが心配なので結婚生活に専念しようとしている。ライアンに評価バッテリーを完成させることと，また1年後のフォローアップのための予約を取っておくよう頼んだ。ライアンには，必要であればクリニックに連絡を取れることと次回のフォローアップに先立ち私たちから連絡を入れることを再び確認しておいた。

コメント

　ライアンはギャンブル行為に対する継続的で長期にわたる制御を確実に身につけたように思われた。重要なことは，彼はこのことにはっきりと気づいていたし，自身の変化を誇りに感じているようであった。彼は，妻の心身の健康状態と，彼女の最近のギャンブル行為はこれからも課題を突きつけてくるであろうことも分かっていた。しかし，彼はこの現実を受け入れて，それがギャンブル行為における選択に及ぼす影響にうまく対処していこうと積極的に考えているようだった。今後ギャンブル行為を制御することに関して，彼は自己効力感を高めていた。

6　参考図書

　この章では，実践に当たってさらに詳細な，あるいは背景となっている情報を得るのに役立つ書籍を紹介する。

Landoceur, R., Sylvain, C., Boutin, C., & Doucet, C. (2002). *Understanding and treating pathological gambling*. West Sussex, England: Wiley & Sons.
　問題ギャンブル・病的ギャンブルについて，著者の実践に裏打ちされた認知療法が記されている。また，治療に関する参考文献やアセスメント法，治療困難者の治療反応などの総括も含まれている。

Miller, W. R., & Rollnick, S. (2002). *Motivational interviewing: Preparing people to change addictive behavior* (2nd ed.). New York: Guilford Press.　邦訳：松島義博，後藤恵訳『動機づけ面接法：基礎・実践編』（星和書店，2007）．
　動機づけ面接の理論と方法が書かれている。たくさんの実践的な手技／手法も詳細に記載されている。

Petry, N. M. (2005). *Pathological gambling: Etiology, comorbidity, and treatment*. Washington, DC: American Psychological Association.
　疫学的な要因と合併する診断について包括的にまとめている。それに加えて著者は病的ギャンブルの認知行動療法に重点を置いた治療モデルの詳細な概要も記している。

Sobell, M. B., & Sobell, L. C. (1993). *Problem drinkers: Guided self change treatment*. New York: Guilford.

Sobell, M. B., & Sobell, L. C. (1998). Guiding self-change. In W. R. Miller & N. Heather (Eds.), *Treating addictive behaviors* (2nd ed., pp.189-202). New York: Plenum.
　これら2つの著作は嗜癖行動治療における自己変革の手引きについて詳細に解説している。この治療アプローチを進める際の，経験に裏打ちされた考察と治療ガイドライン，また実践的な提案が記載されている。

Substance Abuse and Mental Health Serevice Administration. (2002). *Enhancing motivation for change in substance abuse treatment*. Treatment improvement protocol (TIP) series number 35. DHHB Pub No. (SMA) 00-34-60. Washington, DC: U.S. Government Printing Office.
　動機づけのための方略と考案が詳細に記された役立つマニュアルである。National Clearinghouse for Alcohol and Drug Dependence に電話（1-800-729-6686）するか，もしくはホームページ（http://www.ncbi.nlm.nih.gov/books/bv.fcgi?rid=hstat5.chapter.61302）から無料で手に入れることができる。

7 文 献

Adamson, S. J., & Sellman, J. D. (2001). Drinking goal selection and treatment outcome in outpatients with mild-moderate alcohol dependence. *Drugs and Alcohol Review, 20*, 351-359.

Aczel, A. D. (2004) *Chance: A guide to gambling, love, the stock market, and just about evelything else.* New York: Thunder's Mouth Press.

American Psychiatric Association. (1987). *Diagnostic and statistical manual of mental disorders* (3th ed.). Washington, DC: Author.

American Psychiatric Association. (2000). *Diagnostic and statistical manual of mental disorders* (4th ed., text revision). Washington, DC: Author.

Ayala, H. E., Echeveria, L., Sobell, M. B., & Sobell, L. C. (1998). An early and brief intervention alternative for problem drinkers in Mexico. *Acta Comportamentalia, 6,* 71 - 93.

Baker, T. B., Piper, M. E., McCarthy, D. E., Majeske, M. R., & Fiore, M. C. (2004). Addiction motivation reformulated: An affective processing model of negative reinforcement. *Psychological Review, 111,* 33-51.

Bandura, A. (1997). *Self-efficacy: The exercise of self-control.* New York: W. H. Freeman.

Barnes, G. M., Welte, J. W., Hoffman, J. H., & Dintcheff, B. A. (2005). Shared predictors of youthful gambling, substance abuse, and delinquency. *Psychology of Addictive Behaviors, 19*(2), 165-174.

Bechara, A. (2003). Risky business: Emotion, decision-making, and addiction. *Journal of Gambling Studies, 19,* 23-51.

Benshain, K., Taillefer, A., & Ladouceur, R. (2004). Awareness of independence of events and erroneous perceptions while gambling. *Addictive Behaviors, 29,* 399-404.

Black, D. W., & Moyer, T. (1998). Clinical features and psychiatric comorbidity of subjects with pathological gambling behavior. *Psychiatric Services, 49,* 1434-1439.

Bland, R. C., Newman, S. C., Orn, H., & Stebelsky, G. (1993). Epidemiology of pathological gambling in Edmonton. *Canadian Journal of Psychiatry, 38,* 108-112.

Blaszcznski, A. P., Huynh, S., Dumlao, V J., & Farrell, E. (1998). Problem gambling within a Chinese speaking community. *Journal of Gambling Studies, 14,* 359-380.

Blaszczynski, A. P., Ladouceur, R., & Shaffer, H. J. (2004). A science-based framework for responsible gambling: The Reno model. *Journal of Gambling Studies, 20,* 301-317.

Blaszczynski, A. P., McConaghy, N., & Frankova, A. (1991). A comparison of relapsed and nonrelapsed abstinent pathological gamblers following behavioural treatment. *British Journal of Addiction, 86,* 1485-1489.

Blaszczynski, A. P., & Nower, L. (2002). A pathways model of problem and pathological gambling. *Addiction, 97,* 487-499.

Blum, K., Cull, J. G., Braverman, E. R., & Comings, D. E. (1996). Reward deficiency syndrome. *American Scientist, 84,* 132-145.

Breen, R. B., Krudelbach, N. G., & Walker, H. I. (2001). Cognitive changes in pathological gamblers following a 28-day inpatient program. *Psychology of Addiclive Behavior, 15*, 246-248.

Breslin, F. C., Li, S., Sdao-Jarvie, K., Tupker, E., & Ittig-Deland, V (2002). Brief treatment for young substance abusers: A pilot study in an addiction treatment setting. *Psychology of Addictive Behavior, 16*, 10-16.

Breslin, F. C., Sobell, M. B., Sobell, L. C., Cunningham, J. A., Sdao-Jarvie, K., & Borsoi, D. (1999). Problem drinkers: Evaluation of a stepped care approach. *Journal of Substance Abuse, 10*, 217-232.

Caron, A., & Ladouceur, R. (2003). Erroneous verbalizations and risk taking at video lotteries. *British Jounal of Psychology, 94*, 189-194.

Cicchetti, D. (2006). Development and psychopathology. In D. Cicchetti & D. J. Cohen (Eds.), *Developmental Psychopathology: Theory and Method* (2nd ed., Vol. 1, pp. 1-23). New York Wiley.

Comings, D. E., Gade-Andavolu, R., Gonzalez, N., Wu, S., Muhleman, D., Chen, C., et al. (2001). The additive effect of neurotransmitter genes in pathological gambling. *Clinical Genetics, 60*, 107-116.

Coventry, K. R., & Norman, A. C. (1998). Arousal, erroneous verbalizations, and the illusion of control during a computer-generated gambling task. *British Journal of Psychology, 89*, 629-645.

Cunningham-Williams, R. M., Cottier, L. B., Compton, W. M., & Spitznagel, E. L. (1998). Taking chances: Problem gamblers and mental health disorders: Results from the St. Louis Epidemiological Catchment Area (ECA) Study. *American Journal of Public Health, 88*, 1093-1096.

Curry, S. J., & Kim, E. L. (1999). Public health perspective on addictive behavior change interventions: Conceptual frameworks and guiding principles. In J. A. Tucker, D. M. Donovan, & G. A. Marlatt (eds.), *Changing addictive behavior: Bridging clinical and public health strategies* (pp. 221-250). New York: Guilford.

Davidson, G. C. (2000). Stepped care: Doing more with less. *Journal of Consulting and Clinical Psychology, 68*, 580-585.

Derevensky, J. L., Gupta, R., & Winters, K. (2003). Prevalence rates of youth gambling problems: Are the current rates inflated? *Journal of Gambling Studies. 19*, 405-425.

Dickerson, M. (2003). The evolving contribution of gambling research to addiction theory. *Addiction, 98*, 703.

Dickerson, M. G., Hinchy, J., & England, S. L. (1990). Minimal treatments and problem gamblers: A preliminary investigation. *Journal of Gambling Studies, 6*, 87-102.

Edwards, G., & Taylor, C. (1994). A test of the matching hypothesis: Alcohol dependence, intensity of treatment, and 12-month outcome. *Addiction, 89*, 553 .

Eisen, S., Lin, N., Lyons, M. J., Scherrer, J. F., Griffith, K., True, W. R., Goldberg, J., & Tsuang, M. T. (1998). Familial inlluences on gambling behavior: An analysis of 3350 twin pairs. *Addiction, 93*, 1375-1384.

Engwall, D., Hunter, R., & Steinberg, M. (2004). Gambling and other risk behaviors on university campuses. *Journal of American College Health, 52*, 245-255.

Floyd, K., Whelan, J. P., & Meyers, A. W. (2006). Use of warning messages to modify gambling beliefs and behavior in a laboratory investigation. *Psychology of Addictive Behaviors, 20*, 69-74.

First, M. B., Spitzer, R. L, Gibbon M., & Williams, J. B. W. (2001). *Structured Clinical Interview for DSM-IV-TR Axis I Disorders, Research Version, Patietll Edirion* (SCID-I/P). New York: Biometrics Research, New York State Psychiatric Institute.

Gambino, B., Fitzgerald, R., Shaffer, H., Renner, J., & Courtnage, P. (1993). Perceived family history of problem gambling and scores on SOGS. *Journal of Gambling Studies, 9*, 169-184.

Gerstein, D. R., Volberg, R. A., Toce, M. T., Harwood, H., Johnson, R. A., Buie, T., et al. (1999). *Gambling impact and behavior study: Report to the national gambling impact study commission.* Chicago. IL: National Opinion Research Center.

Goudriaan, A. E., Oosterlaan, J., de Beurs, E., & Van de Brink, W. (2004). Pathological gambling: A Comprehensive review of biobehavioral findings. *Neuroscience and Biobehavioral Reviews, 28*, 123-141.

Grant J. E., & Kim, S. W. (2002). Gender differences in pathological gambling disorder. *Psychiatric Quarterly, 73*, 239-247.

Grant, J. E., Kim, S. W., Potenza, M. N., Blanco, C., Ibanez, A., Stevens, L., Hektner, J. M., & Zaninelli, R. (2003). Paroxetine treatment of pathological gambling: A multi-centre randomized controlled trial. *International Clinical Psychopharmacology. 18*, 243-249.

Grant, J. E., Potenza, M. N., Hollander, E., Curmingham-Williams, R., Nurminen, T., Smits, G., & Kallio, A. (2006). Multicenter investigation of tbe opioid antagonist nalmefene in the treatment of pathological gambling. *American Journal of Psychiatry, 163*, 303-312.

Grun. L., & McKeigue, P. (2000). Prevalence of excessive gambling before and after introduction of a national lottery in the United Kingdom: Another example of the single distribution theory. *Addiction, 95*, 959-966.

Gupta, R., & Derevensky, J. L. (1998). Adolescent gambling behavior: A prevalence study and examination of the correlates associated with excessive gambling. *Journal of Gambling Studies, 14*, 319-345.

Herscovitch, J. (1999). *Alcoholism and pathological gambling: Similarities and differences.* Holmes Beach, FL: Learning Publications.

Hodgins, D. C., Currie, S. R., el-Guebaly, N. (2001). Motivational enhancement and self-help treatment for problem gambling. *Journal of Consulting and Clinical Psychology, 69*, 50-57.

Hodgins, D. C., & el-Guebaly, N. (2000). Narural and treatment assisted recovery from gambling problems: Comparison of resolved and active gamblers. *Addiction, 92*, 805-812.

Hodgins, D. C., Makarchuk, K., el-Guebaly, N., & Peden, N. (2002). Why problem gamblers quit gambling: A comparison of methods and samples. *Addiction Research and Theory, 10*, 203-248.

Hodgins, D. C., Wynne, H., & Makarchuk, K. (1999). Pathways to recovery from gambling problems: Follow-up from a general population survey. *Journal of Gambling Studies, 15*, 93-104.

Holden, C. (2001). "Behavioral" addictions: Do they exist? *Science, 294*, 980-892.

Johnson, E. E., Hamer, R., & Nora, R. M. (1998). The Lie/Bet Questionnaire for screening pathological gamblers: A follow-up study. *Psychological Reports, 83*, 1219-1224.

Johnson, E. E., Hamer, R., Nora, R. M., Tan, B., Eisenstein, N., & Engelhart, C. (1977). The Lie/Bet Questionnaire for screening pathological gamblers. *Psychological Reports, 80*, 83-88.

King, M. P., & Tucker, J. A. (2000). Behavior change patterns and strategies distinguishing moderation drinking and abstinence during the natural resolution of alcohol problems without treatment. *Psychology of Addictive Behavior, 14*, 48-55.

Klingelmann, H. K., Sobell, L., Barker, J., Blomqvist, J., Cloud, W., Ellinstad, T., et al. (2001). *Promoting self-change from problem substance use: Practical implications for policy prevention and treatment.* Boston, MA: Kluwer.

Koepp, M. J., Gunn, R. M., Lawrence, A. D., Cunningham, V. J., Dagher, A., Jones, et al. (1998). Evidence for striatal dopamine release during a video game. *Nature, 393*, 266-268.

LaBrie, J. W., Quinlan, T., Schiffman, J. E., & Earleywine, M. E. (2005). Performance of alcohol and safer sex change rulers compared with readiness to change questionnaires. *Psychology of Addictive Behaviors, 19*, 112-115.

Ladd, G. T., Molinda, C. A., Kerins, G. J., & Perry, N. M. (2003). Gambling participants and problems among older adults. *Journal of Geriatric Psychiatry and Neurology, 16*, 172-177.

Ladd, G. T., & Petry, N. M. (2002a). Disordered gambling among university based medical and dental patients: A focus on internet gambling. *Psychology of Addictive Behavior, 16*, 76-79.

Ladd, G. T., & Petry, N. M. (2002b). Gender differences among pathological gamblers with and without substance abuse treatment histories. *Experimental and Clinical Psychopharmacology, 11*, 202-309.

Ladouceur, R. (2004). Perceptions among pathological and nonpathological gamblers. *Addictive Behaviors, 29*, 555-565.

Ladouceur, R. (2005). Controlled gambling for pathological gamblers. *Journal of Gambling Studies, 21*, 49-57.

Ladouceur, R. (1996). The prevalence of pathological gambling in Canada. *Journal of Gambling Studies, 12*, 129-142.

Ladouceur, R., Bouchard, C., Rheaume . N., Jacques, C., Ferland, F., Leblond, J., et al. (2000). Is the SOGS an accurate measure of pathological gambling among children, adolescents, and adults? *Journal of Gambling Studies, 16*, 1-24.

Ladouceur, R., Boisvert, J. M., Pepin, M., Loranger, M., & Sylvain, C. (1994). Social costs of pathological gambling. *Journal of Gambling Studies, 10*, 399-409.

Ladouceur, R., Sylvain, C., Boutin, C., & Doucet, C. (2002). *Understanding and treating the pathological gambler.* West Sussex, England: John Wiley & Sons.

Ladouceur, R., Sylvain, C., Boutin, C., Lachance, S., Doucet, C., & Leblond, J. (2003). Group therapy for pathological gamblers: A Cognitive approach. *Behaviour Research and Therapy, 41*, 587-596.

Ladouceur, R., & Walker, M. (1996). A cognitive perspective on gambling. In P. M. Salkoskvis (Ed.), *Trends in cognitive and behavioural therapies* (pp. 89-120). New York: John Wiley & Sons.

Lesieur, H. R., & Blume, S. B. (1987). The South Oaks Gambling Screen (SOGS): A new instrunent for the identification of pathological gambling. *American Journal of Psychiatry, 144,* 1184-1188.

Lesieur, H. R., & Rosenthal, R. J. (1998). Analysis of pathological gambling. In T. A. Widiger, A. J. Frances, H. A. Pincus, R. Ross, M. B. First, W. Davis, & M. Kline (Eds.), *DSM-IV Sourcebook* (Volume 4; pp. 393-401). Washington, DC: American Psychiatric Association.

Lipinski, D., Whelan J. P., & Meyers, A. W. (in press). *Treatment of pathological gambling using guided self-change approach.* Clinical Case Studies.

Lorenz V. C., & Shuttleworth, D. E. (1983). The impact of pathological gambling on the spouse of the gambler. *Journal of Community Psychology, 11,* 67-76.

Marlatt, G. A. (1985). Relapse prevention : Theoretical rationale and overview of the model. In G. A. Marlatt & J. R. Gordon (Eds.), *Relapse prevention: Maintenance strategies in the treatment of addictive behaviors.* New York: Guilford Press.

Marlatt, G. A. (1998). *Harm reduction: Pragmatic strategies for managing high-risk behaviors.* New York: Guilford.

May, R. K., Whelan, J.P., Meyers, A. W., & Steenbergh, T. A. (2005). Gambling-related irrational beliefs in the maintenance and modification of gambling behavior. *International Gambling Studies, 5,* 155-167.

May, R. K., Whelan, J. P., Steenbergh, T. A., & Meyers, A. W. (2003). The Gambling Self-Efficacy Questionnaire: An initial psychometric evaluation. *Journal of Gambling Studies, 19,* 339-357.

McGinn, L. K., & Sanderson W. C. (2001). What allows cognitive behavioral therapy to be brief: Overview, efficacy, and crucial factors facilitating brief treatment. *Clinical Psychology: Science and Practice, 8,* 23-37.

McNeece, D. (2005). *Chemical dependency: A systemic approach* (3rd ed.). Boston, MA: Allyn and Bacon.

Meyers, A. W., May, R. K., Steenbergh, T. A., & Whelan J. P. (November, 2000). *Guided Self-Change for Problem Gambling.* Paper presented at the Annual Convention of the Association for Advancement of Behavior Therapy, New Orleans, LA.

Miller, W. R. (2000). Rediscovering fire: Small interventions, large effects. *Psychology of Addictive Behaviors, 14,* 6-18.

Miller, W. R., & Rollnick, S. (2002). *Motivational interviewing: Preparing people to change addictive behavior* (2nd ed,). New York: Guilford Press.

Miller, W. R., Zweben, A., DiClemente, C. C., & Rychtarik, R. G. (1992). *Motivational enhancement therapy manual: A clinical research guide for therapists treating individuals with alcohol abuse and dependence.* (Volume 2, Project MATCH Monograph Series). Rockville, MD: National Institute on Alcohol Abuse and Alcoholism.

National Research Council. (1999). *Pathological gambling: A critical review.* Washington, DC: National Academy Press.

Neighbors, C., Lostutter, T. W., Cronce, J. M., & Larimer, M. E. (2002). Exploring college student gambling motivation. *Journal of Gambling Studies, 18,* 361-370.

Oei, T. P., & Raylu, N. (2004). Familiar influence on offspring gambling: A Cognitive mechanism for transmission of gambling behavior in families. *Psychological Medicine, 34,* 1297-1288.

Pallanti, S., Quercioli, L., Sood, E., & Hollander, E. (2002). Lithium and valproate treatment of pathological gambling. *Journal of Clinical Psychiatry, 63*, 559-564.

Pallesen, S., Mitsem, M., Kvale, G., Johnsen, B., & Molde, H. (2005). Outcome of psychological treatments of pathological gambling: A Review and meta-analysis. *Addiction, 100*, 1412-1422.

Petry, N. M. (2003a). A comparison of treatment-seeking pathological gamblers based on preferred gambling activity. *Addiction, 98*, 645-655.

Petry, N. M. (2003b). Validity of the Addiction Severity Index in assessing gambling problems. *Journal of Nervous and Mental Disease, 191*, 399-407.

Petry, N. M. (2005a). *Pathological gambling: Etiology, comorbidity, and treatment*. Washington, DC: American Psychological Association.

Petry, N. M. (2005b). Stages of change in treatment-seeking pathological gamblers. *Journal of Consulting and Clinical Psychology, 73*, 312-322.

Petry, N. M., Ammerman, Y., Bohl, J., Doersch, A., Gay, H., Kadden, R., Molina, C., & Steinberg, K. (2006). Cognitive-behavioral therapy for pathological gamblers. *Journal of Consulting and Clinical Psychology, 74*, 555-567.

Petry, N. M., & Mallya, S. (2004). Gambling participation and problems among employees at a university health center. *Journal of Gambling Studies, 20*, 155-170.

Petry, N. M., & Oncken, C. (2002). Cigarette smoking is associated with increased severity of gambling problems in treatment-seeking gamblers. *Addiction, 97*, 745-753.

Petry, N. M., & Pietrzak, R. H. (2004). Comorbidity of substance use and gambling disorders. In H. R. Kranzler & J. A. Tinsley (Eds.), *Dual diagnosis and psychiatric treatment: Substance abuse and comorbid disorders.* (2nd ed., pp. 437-459). New York: Marcel Dekker.

Potenza, M. N., Leung, H., Blumberg, H. P., Peterson, B. S., Fulbright, R. K., Lacadie, C. M. et al. (2003). An fMRI Stroop task study of ventromedial prefrontal cortical function in pathological gamblers. *American Journal of Psychially, 160*, 1990-1994.

Potenza, M. N., Steinberg, M. A., McLaughlin, S. D., Wu, R., Rounsaville, B. J., & O'Malley, S. S. (2000). Illegal behaviors in problem gambling: Analysis of data from a gambling helpline. *Journal of the American Academy of Psychiatry and the Law, 28*, 389-403.

Prochaska, J. O., & DiClemente, C. C. (1986). Toward a comprehensive model of change. In W. R. Miller & N. Heather (Eds.), *Treating addictive behaviors: Processes of change.* New York: Plenum Press.

Prochaska, J. O., DiClemente, C. C., & Norcross, J. C. (1992). In search of how people change: Applications to addictive behaviors. *American Psychologist, 47*, 1102-1114.

Raylu, N., & Oei, T. (2004). The Gambling Related Cognitions Scale (GRCS): Development, confirmatory factor validation, and psychometric properties. *Addiction, 99*, 757-769.

Reuter, J., Raedler, T., Rose, M., Hand, I., Gläscher, J., & Büchel, C. (2005). Pathological gambling is linked to reduced activation of the mesolimbic reward system. *Nature Neuroscience, 8*, 147-148.

Robbins, T. W., & Everitt, B. J. (1999). Drug addiction: Bad habits add up. *Nature, 398*, 567-570.

Rosenthal, R. J. (1989). Pathological gambling and problem gambling: Problems of definition and diagnosis. In H. J. Shaffer, S. A. Stein, B. Gambino, & T. N. Cummngs (Eds.), *Compulsive* gambling: Theory, research, and practice (pp. 101-125). Lexington, MA: Lexington Books.

Saunders, J. B., Aasland, O. G., Babor, T. F., De La Fuente, J R., & Grant, M. (1993). Development of the Alcohol Use Disorders Identification Test (AUDIT): WHO collaborative project on early detection of persons with harmful alcohol consumption II. *Addiction, 88,* 791-804.

Shaffer, H. J., & Hall, M. N. (1996). Estimating the prevalence of adolescent gambling disorders: A qualitative synthesis and guide toward standard gambling nomenclature. *Journal of Gambling Studies, 12*(2), 193-214.

Shaffer, H. J., & Hall, M. N. (2002). The natural history of gambling and drinking problems among casino employees. *Journal of Social Psychology, 142,* 405-424.

Shaffer, H. J., Hall, M. N., & Vander Bilt, J. (1997). *Estimating the prevalence of disordered gambling behavior in the United States and Canada: A meta-analysis.* Boston, MA: Harvard Medical School Division of Addiction.

Shaffer, H. J., Hall, M. N., & Vander Bilt, J. (1999). Estimating the prevalence of disordered gambling behavior in the United States and Canada: A research synthesis. *American Journal of Public Health, 89,* 1369-1376.

Shaffer, H. J., LaBrie, R., Scanlan, K. M., & Cummings, T. N. (1994). Pathological gambling among adolescents: Massachusetts Gambling Screen (MAGS). *Journal of Gambling Studies, 10,* 339-362.

Shaffer, H. J., Vander Bilt, J., & Hall, M. N. (1999). Gambling, drinking, smoking, and other health risk activities among casino employees. *American Journal of Industrial Medicine, 36,* 365-378.

Skinner, B. F. (1953). *Science and human behavior.* New York: The Free Press.

Slutske, W. S. (2006). Natural recovery and treatment-seeking in pathological gambling: Results of two U.S. national surveys. *American Journal of Psychiatry, 163,* 297-302.

Slutske, W. S., Eisen, S., True, W. R., Lyons, M. J., Goldberg, J., & Tsuang, M. (2000). Common genetic vulnerability for pathological gambling and alcohol dependence in men. *Archives of General Psychiatry, 57,* 666-673.

Slutske, W. S., Jackson, K. M., & Sher, K. J. (2003). The natural history of problem gambling from age 18 to 29. *Journal of Abnormal Psychology, 112,* 263-274.

Slutske W. S., Eisen, S., True, W. R., Lyons, M. J., Goldberg, J., & Tsuang, M. (2000). Common genetic vulnerabilities for pathological gambling and alcohol dependence in men. *Archives of General Psychiatry, 57,* 666-673.

Sobell, L. C., & Sobell, M. B. (1996). *Alcohol Timeline Followback (TFLB) user's manual.* Toronto, Canada: Addiction Research Foundation.

Sobell, L. C., & Sobell, M. B. (2000). Alcohol Timeline Followback (TLFB). In American Psychiatric Association (Ed.), *Handbook of psychiatric measures.* Washington, DC: Author.

Sobell, M. B., Breslin, C. F., & Sobell, L. C. (1998). Project MATCH: The time has come to talk of many things. *Journal of Studies in Alcohol, 59,* 124-125.

Sobell, M. B., & Sobell, L. C. (1993). *Problem drinkers: Guided self-change treatment.* New York: Guilford.

Sobell, M. B., & Sobell, L. C. (2005). Guiding self-change model of treatment for substance use disorders. *Journal of Cognitive Psychotherapy, 19,* 199-210.

Sobell, M. B., & Sobell, L. C. (1998). Guiding self-change. In W. R. Miller & N. Heather (Eds.), *Treating addictive behaviors* (pp. 189-202). New York: Plenum Press.

Sobell, M. B., & Sobell, L. C. (2000). Stepped care as a heuristic approach to the treatment of alcohol problems. *Journal of Clinical and Consulting Psychology, 68*, 573-579.

Spanier, G. B. (1976). Measuring dyadic adjustment: New scales for assessing the quality of marriage and similar dyads. *Journal of Marriage and Family, 38*, 15-28.

Specker, S. M., Carlson, G. A., Edmonson, K. M., Johnson, P. E., & Marcotte, M. (1996). Psychopathology in pathological gamblers seeking treatment. *Journal of Gambling Studies, 12*, 67-81.

Steel, Z., & Blaszczynski, A. (1998). Impulsivity, personality disorders and pathological gambling severity. *Addiction, 93*, 895-905.

Steenbergh, T. A., Meyers, A. W., May, R. K., & Whelan, J. P. (2002). Development and validation of the Gambler's Belief Questionnaire. *Psychology of Addictive Behavior. 16*, 143-149.

Steenbergh, T. A., Whelan, J. P., Meyers, A. W., May, R. K., & Floyd, K. (2004). Impact of warning and brief intervention messages on knowledge of gambling risk, irrational beliefs, and behaviour. *International Gambling Studies, 4*, 3-16.

Stewart, J., & Wise, R. A. (1992). Reinstatement of heroin self-administration habits: Morphine prompts and naltrexone discourages renewed responding after extinction. *Psychopharmacology, 108*, 79-84.

Stinchfield, R. (2000). Gambling and correlates of gambling among Minnesota public school students. *Journal of Gambling Studies, 16* (2-3), 153-173.

Stinchfield, R. D. (2002). Reliability, validity, and classification accuracy of the South Oaks Gambling Screen (SOGS). *Addictive Behaviors, 27*, 1-19.

Stinchfield, R. D. (2003). Reliability, validity, and classification accuracy of a measure of DSM-IV diagnostic criteria for pathological gambling. *American Journal of Psychiatry, 160*, 180-182.

Stinchfield, R. D., & Winters, K. C. (2001). Outcome of Minnesota's gambling treatment programs. *Journal of Gambling Studies, 17*, 217-245.

Substance Abuse and Mental Health Service Administration. (2000). *Enhancing motivation for change in substance abuse treatment.* Treatment improvement protocol (TIP) Series number 35. DHHD Pub No. (SMA) 00-34-60. Washington, DC: U.S. Government Printing Office.

Symes, B. A., & Nicki, R. M. (1997). A preliminary consideration of cue-exposure, response-prevention treatment for pathological gambling behavior. *Journal of Gambling Studies, 13*, 145-157.

Sylvain, C., Ladouceur, R., & Boisvert, J. M. (1997). Cognitive and behavioral treatment of pathological gambling: A controlled study. *Journal of Consulting and Clinical Psychology, 65*, 727-732.

Toneatto, T. (1999). Cognitive psychopathology of problem gambling. *Substance Use and Misuse, 34*, 1593-1604.

Toneatto, T., & Millar, G. (2004). Assessing and treating problem gambling: Empirical status and promising trends. *Canadian Journal of Psychiatry, 49*, 517-525.

Tonigan, J. S. (2003). Project Match treatment participation and outcome by self-report ethnicity. *Alcoholism: Clinical and Experimental Research, 27*, 1340-1344.

Tucker, J. A. (1999). Changing addictive behavior: Historical and contemporary perspectives. In J. A. Tucker, D. M. Donovan, & G. A. Marlatt (Eds.), *Changing addictive behavior: Bridging clinical and public health strategies* (pp. 3-44). New York: Guilford.

Volberg, R. A. (1994). The prevalence and demographics of pathological gamblers: Implications for public health. *American Journal of Public Health, 84*, 237-241.

Volkow, N. D., Fowler, J. S., Wang, G. J., & Swanson, J. M. (2004). Dopamine in drug abuse and addiction: Results from imaging studies and treatment implications. *Molecular Psychiatly, 9*, 557-569.

Wagner, E. F. (2003). Conceptualizing alcohol treatment research for Hispanic/Latino adolescents. *Alcoholism: Clinical and Experimental Research, 27*, 1349-1352.

Walker, M. B., & Dickerson, M. G. (1996). The prevalence of problem and pathological gambling: A critical review. *Journal of Gambling Studies, 12*, 233-249.

Weinstock, J., Whelan, J. P., & Meyers, A. W. (2004). Behavioral assessment of gambling: Psychometrics of a Gambling Timeline Followback. *Psychological Assessment, 16*, 72-80.

Welte, J. W., Barnes, G. M., Weiczorek, W. F., Tidwell, M. C., & Parker, J. (2001). Alcohol and gambling pathology among U.S. adults: Prevalence, demographic patterns, and comorbidity. *Journal of Studies on Alcohol, 62*, 706-712.

Welte, J. W., Barnes, G. M., Weiczorek, W. F., Tidwell, M. C., & Parker, J. (2002). Gambling participation in the U.S.: Results from a national survey. *Journal of Gambling Studies, 18*, 313-338.

Whelan, J. P., May, R. K., Steenbergh, T. A., Meyers, A. W., & Avondoglio, J. (2003). *Psychometric evaluation of the GBQ and the GSEQ with a clinical sample.* Paper presented at the 12th International Conference on Gambling and Risk Taking, Vancouver, BC, Canada.

Wickwire, E., Whelan, J. P., Meyers, A. W., & Murray, D. M. (2007). Environmental correlates of gambling behavior in urban adolescents. *Journal of Abnormal Child Psychology, 35*, 179-190.

Wilson, G. T. (1999). Rapid response to cognitive behavior therapy. *Clinical Psychology: Science and Practice, 6*, 289-292.

Winters, K. C., & Kushner, M. G. (2003). Treatment issues pertaining to pathological gamblers with a comorbid disorder. *Journal of Gambling Studies, 19*, 261-277.

Winters, K. C., Specker, S., & Stinchfield, R. (2002). Measuring pathological gambling with The Diagnostic Interview for Gambling Severity (DIGS). In J. J. Marotta, J. A, Cornelius, & W. R. Eadington (Eds.), *The downside: Problem and pathological gambling* (pp. 143-148). Reno, NV: Institute for rhe Study of Gambling and Commercial Gaming, University of Nevada.

Winters, K. C., Stinchfield, R., & Fulkerson, J. (1993). Toward the development of an adolescent gambling problem severity scale. *Journal of Gambling Studies, 9*, 63-84.

Wise, R. A. (2004). Dopamine, learning and motivation. *Nature Reviews Neuroscience, 5*, 1-12.

8 付録：ツールと資料

　本章では，治療者がコピーして患者に実施できる尺度とその資料を紹介する。我々が尺度を扱うのは，ギャンブル行為時間記録振り返り表（G-TLFB）（カレンダーの例についてはいくつか第5章で取り上げてきた），ギャンブラー信念尺度（Gamblers' Belief Scale），ギャンブル自己効力感尺度（Gambling Self-Efficacy Scale）といったものである。さらには，目標の表明記入シート（Goal Statement Form）ならびに自宅でできる宿題として5つのギャンブル行為のための指導による自己変革（GSCG）を載せたおいた。

付録1：ギャンブル行為時間記録振り返り表を完成させるための指示

　ここ半年間に行ったギャンブルについて詳細に思い出してください。大変な作業かもしれませんが，特に思いだす際に，カレンダーを使えば，それほど厄介なことではない。ギャンブル行為を思い出すのにカレンダーが有用であることに私たちは気がつきました。カレンダーを完成させる前に，以下の説明とヒントを読んでください。

ギャンブルカレンダー

1. カレンダーは毎日つけてください。
2. 全くギャンブルをしなかった日には，その日のボックスに"0"あるいは"X"を記入してください。
3. ギャンブルを行った各々の日について以下の情報を記入してください。
   - あなたが行ったギャンブルの種類
     （例：スロットマシーン，ポーカー，ルーレット，競馬，スポーツ，ナンバーくじ）
   - ギャンブルに費やした時間
     （注：ここで尋ねたいのは，1回のギャンブルにどれくらいの時間を費やしたか，ということです。答えは時間の単位で書いてください）仮に1時間半ギャンブルに費やしたとすると，1.5と記入してください。
   - 賭けるつもりだった（賭けたかった）金額
     （注：これは，ギャンブル中にいくらくらいお金を賭けようと思っていたのか，という質問です。つまり，いくらまで賭けようと金額に上限を設けていましたか？　例えば，あなたがカジノに行った時に，100ドルまでしか賭けないつもりだったなら，カレンダーに100ドルと記入してください）
   - 賭け金
     （注：ここでは，ギャンブルに行った際に，獲得金以外からあなたが賭けに使った総額について尋ねます。つまり，あなたがポケットに持参していった金額のほかに，追加でATMやクレジットカードから引き出した金額や，友人，家族，あるいはカジノから借りてプレイに使った額など，それらすべての総額を指します。例えば，100ドル持ってカジノへ入り，そのあと友人から200ドル借りたとすれば，カレンダーには賭け金として300ドルと書いてください）
   - 獲得した金額あるいは損失額
     （注：つまり，ギャンブルが終った時点でどれだけ勝ったか，あるいは

どれだけ負けたかということです。したがって，あなたがある晩ギャンブルに 100 ドルから開始して，終りには所持金が 150 ドルになっていたとすると，その日の欄に（差し引き）＋50 ドルと記入してください。しかし，最後に 75 ドルしか持ち合わせていなかったとすれば，その日の欄には－25 ドルと書き込んで下さい）

・ギャンブル中に飲んだ標準飲酒単位の数
（アルコール飲料は各々アルコール度数が異なるため，飲酒に関する情報を集める際には，1 "飲酒" とはどれくらいなのかを一致させておくことが重要です。あなたの飲酒を標準飲酒単位を使って報告してください。因みに，1 標準飲酒単位とは，ビールなら 12 オンス，ワインなら 4 オンス，蒸留酒なら 1 オンスに相当します［1 オンスは 30ml］）

役立つヒント

以下の特別な期間があれば銘記しておくと役に立つでしょう。
1．長期間，ギャンブルをしなかった。
2．いつもきっちりと定期的でスケジュールに組み入れてあり，一定の同じ方法でギャンブルを行っていた。例えば，1 月は毎週火曜の夜に友人達とポーカーをした，など。
3．誕生日，給料日，何かの記念日などといった特別な日は，カレンダーにマークしておくと何かと役に立つでしょう。

カレンダーに記録しておく情報

	日曜
日付	1
種類	ギャンブルの種類は？
所要時間	その日，どれ位の時間ギャンブルをしていた？
賭けるつもりの金額	その日，いくらくらい賭けるつもりで所持して行ったか？
所持金＋α	（賞金を含めずに）実質上，賭けた金額は全部でいくら位だったか？
獲得額・損失額	帰りの勝ち負けはいくらくらいだったか？
飲酒量	ギャンブル中どれくらい飲酒したか？

ある1週間（見本）

	日曜日	月曜日	火曜日	水曜日	木曜日	金曜日	土曜日
日付	1	2	3	4	5	6	7
種類	ポーカー		宝くじ	スポーツ		ポーカーとブラックジャック	ゴルフ
所用時間	2.0		0.25	0.25		3.0	3.0
所持金	200		10	100		500	90
所持金＋α	200		10	100		700	90
獲得額／損失額	0		−10	200		−400	−30
飲酒量	2		0	0		7	0

日曜日	カジノに行った。200ドル賭けるつもりだった。2時間ポーカーをして，200ドル全額を賭け，アルコールは2標準単位飲んだ。カジノを去る頃には，所持金は200ドルだった。
月曜日	月曜はギャンブルをしなかった。
火曜日	2ドルの「パワーボール」宝くじを5口購入した。が，どれもものの見事に当たらなかった。宝くじを買うのに15分くらいかかった。
水曜日	ある呑み屋と，アメフトのスーパーボールで100ドルの賭けをした。賭けに勝ち，200ドルいただいた。ジャイアンツに賭けるべきかどうかで15分は迷っていた。
木曜日	ギャンブルをしなかった。
金曜日	カジノに繰り出し，ポーカーとブラックジャックで3時間遊んだ。最大500ドルまで賭ける予定だった。でもその500ドルをすってしまったので，ATMで200ドル引き出した。アルコールを7単位飲み，ギャンブルを止めた頃には，300ドルしか所持金がなかった。
土曜日	仲間とゴルフを18ホール廻った。1ホールにつき5ドルを賭けた。手持ちはポケットに60ドル。18ホール終わった時点で，彼に30ドル負けた。18ホール回るのに3時間ぐらいかかった。

付録2：ギャンブラー信念質問票（GBQ）

指 示

以下の各々の記述を注意深く一読してください。その記述に，あなたがどのくらいあてはまるか，あるいはあてはまらないかを評価し，該当する数字を○で囲んでください。

1. ギャンブルは挑戦だと思っている。

1	2	3	4	5	6	7
とても あてはまる			どちら でもない			まったく あてはまらない

2. 私のギャンブルに関する知識と技術をもってすれば，金儲けできるに違いない。

1	2	3	4	5	6	7
とても あてはまる			どちら でもない			まったく あてはまらない

3. 私のとるさまざまな選択や行動は，いま自らが賭けているゲームの流れを左右する。

1	2	3	4	5	6	7
とても あてはまる			どちら でもない			まったく あてはまらない

4. もしギャンブルをしていて負けていたら，勝ちを逃さないために続けるべきだと思う。

1	2	3	4	5	6	7
とても あてはまる			どちら でもない			まったく あてはまらない

このページは臨床での個人使用であれば，購入者は複写可能。
From: J.P. Whelan, T.A. Steenbergh, & A.W. Meyers: Problem and Pathological Gambling © 2007 Hogrefe & Huber Publishers

5. 私は過去に勝った賭けごとを記憶に留めるようにしている。そうすれば，これからもどうやって賭けたらよいか分かるから。

1	2	3	4	5	6	7
とても あてはまる			どちら でもない			まったく あてはまらない

6. ギャンブルをしている最中,「もうあと一歩」だったり，ほぼ勝ったも同然の時には,「このまま続けてれば，勝てる」という思いに駆り立てられる。

1	2	3	4	5	6	7
とても あてはまる			どちら でもない			まったく あてはまらない

7. ギャンブルは単に運だけではない。

1	2	3	4	5	6	7
とても あてはまる			どちら でもない			まったく あてはまらない

8. ギャンブルに勝つということは，ギャンブルに関する技術と知識をもっている証拠である。

1	2	3	4	5	6	7
とても あてはまる			どちら でもない			まったく あてはまらない

9. ギャンブルをする際に使う「幸運を呼ぶ」テクニックがある。

1	2	3	4	5	6	7
とても あてはまる			どちら でもない			まったく あてはまらない

10. ギャンブルにおいては，長い目で見れば，損失より儲けの方が多いだろう。

1	2	3	4	5	6	7
とても あてはまる			どちら でもない			まったく あてはまらない

このページは臨床での個人使用であれば，購入者は複写可能。
From: J.P. Whelan, T.A. Steenbergh, & A.W. Meyers: Problem and Pathological Gambling © 2007 Hogrefe & Huber Publishers

11. 自分なりのギャンブル戦略や方策を駆使しながら負けているとしても，私はその戦略や方策を続けるべきだ。というのも最終的にそれでうまくいくと分かっているからだ。

1	2	3	4	5	6	7
とても あてはまる			どちら でもない			まったく あてはまらない

12. 賭けごとをする際に，私は決まってすることがある。例えば，ある決まった数だけトントンたたく，ラッキーコインを掌に握りしめる，人指し指と中指を十字に重ね合わせる（幸運を祈る仕草）などで，それによって勝てるチャンスが広がる。

1	2	3	4	5	6	7
とても あてはまる			どちら でもない			まったく あてはまらない

13. もし仮にギャンブルでお金を損失したとしても，勝って取り戻せばいいのだ。

1	2	3	4	5	6	7
とても あてはまる			どちら でもない			まったく あてはまらない

14. あまりギャンブルをしない人々には，ギャンブルで成功するためにはお金をすすんで投資する意気込みが求められるということが理解できない。

1	2	3	4	5	6	7
とても あてはまる			どちら でもない			まったく あてはまらない

15. ギャンブルをするためのお金の「出どころ」なんて関係ない。というのも，私は勝って払い返すから。

1	2	3	4	5	6	7
とても あてはまる			どちら でもない			まったく あてはまらない

このページは臨床での個人使用であれば，購入者は複写可能。
From: J.P. Whelan, T.A. Steenbergh, & A.W. Meyers: Problem and Pathological Gambling © 2007 Hogrefe & Huber Publishers

16. 私は「勝ち」がどのタイミングで起こるかとても正確に予測できる。

1	2	3	4	5	6	7
とても あてはまる			どちら でもない			まったく あてはまらない

17. ギャンブルは私にとって興奮を呼び起こす最高の方法である。

1	2	3	4	5	6	7
とても あてはまる			どちら でもない			まったく あてはまらない

18. このままギャンブルを継続すれば，ついには借金を完済して，金儲けできるだろう

1	2	3	4	5	6	7
とても あてはまる			どちら でもない			まったく あてはまらない

19. たいていのギャンブルをする人たちよりも，私はギャンブルに関する技術や知識の量で勝っている。

1	2	3	4	5	6	7
とても あてはまる			どちら でもない			まったく あてはまらない

20. ギャンブルで負けたとしても，それを最愛の人たちに知られなければ負け自体はそれほど大したことではない。

1	2	3	4	5	6	7
とても あてはまる			どちら でもない			まったく あてはまらない

21. たとえ最近，上り調子でなくても，必ず勝つに違いないから同じ賭けに徹するべきだ。

1	2	3	4	5	6	7
とても あてはまる			どちら でもない			まったく あてはまらない

付録3：ギャンブラーの自己効力感質問票（GSEQ）

指　示

　以下に掲げてあるのは，人々がギャンブルに関連した問題を経験するいくつかの状況や出来事です。あなた自身がまさに今これらの各々の状況の真っただ中にいると想像してください。あなた自身のギャンブル行為をコントロールできる自信がどれだけあるかを，以下のスケールで示してください。例えば，あなたが自信をもって落ち着いている時，ギャンブルで費やすつもりの時間とお金を，問題が起きないように制限できる自信がどれだけあるでしょうか？

　あなたが現時点で，ギャンブル行為をコントロールできるという自信が100%ならば，100を〇で囲み，80%自信があるなら80を，60%なら60を〇で囲んでください。もしあまり自信が持てなくて，ギャンブル行為をコントロールできる自信が40%くらいしかなければ，40とマークしてください。20%の自信であれば20を，そのような状況について全く自信がなければ0をマークしてください。

	全く自信がない				とても自信がある	

私はギャンブルをコントロールできるだろう：

1. 自分自身に失望したと感じたら	0	20	40	60	80	100
2. 家庭でもめごとが起こったとしたら	0	20	40	60	80	100
3. なかなか寝つけず困っているとしたら	0	20	40	60	80	100
4. 友人と口論になっているとしたら	0	20	40	60	80	100
5. 自信をもって落ち着いているとしたら	0	20	40	60	80	100
6. いま現在楽しんでおり，もっと楽しみたいと思っていたら	0	20	40	60	80	100
7. ある日ギャンブルでお金を損失し，翌日取り返しに行きたいという思いに駆りたてられたとしたら	0	20	40	60	80	100
8. 他の人たちがギャンブルをしている場所に私も居るとしたら	0	20	40	60	80	100
9. ギャンブルに対して自制がきくかどうか疑問に思い，試してみたくなったら	0	20	40	60	80	100
10. ことの成り行きに腹が立ったとしたら	0	20	40	60	80	100
11. 親友とくつろぎながらギャンブルで楽しいひと時を過ごしたいと思ったら	0	20	40	60	80	100
12. 胃がきりきりする感じがする時	0	20	40	60	80	100
13. 友人たちと外出して「浮かれ楽しんでいる」時，もっと楽しみたいと思ったら	0	20	40	60	80	100

このページは臨床での個人使用であれば，購入者は複写可能。
From: J.P. Whelan, T.A. Steenbergh, & A.W. Meyers: Problem and Pathological Gambling © 2007 Hogrefe & Huber Publishers

14.	友人に会って，彼・彼女に一緒にギャンブルに行こうと誘われたとしたら	0	20	40	60	80	100
15.	突然，無性にギャンブルがしたいという思いに駆りたてられたら	0	20	40	60	80	100
16.	自制心を失うことなく数回の賭けで終われると自らに証明したいと思ったら	0	20	40	60	80	100

付録4：目標の表明（Goal Statement）

この形式に基づいて，これから6カ月間のあなたのギャンブルにおける目標を書き込んでください。全くギャンブルをしないつもりでしょうか，あるいはしても，ある決まったやり方やある状況下でのみ行うつもりでしょうか？

私の現在の目標は…（目標1もしくは目標2いずれかをチェックすること）：

☐目標1　全くギャンブルをしない

この目標にチェックをしたあなたは，次のページに早速進んでください。

または

☐目標2　ある決まったやり方でのみギャンブルをする

この目標にチェックをしたあなたは，以下の文章を完成してください。

1．ギャンブルをする日は平均して，およそ＿＿＿＿ドルぐらい賭けたいし，概ね＿＿＿＿時間ぐらい費やしたいと思う。

2．ギャンブルは，どの日をとっても，＿＿＿＿ドルしか賭けないし＿＿＿＿時間しか費やさないつもり。それが上限だ。

3．1カ月間（30日間）のうち，私はお金と時間の最大限まで（上記の2を参照）使ってギャンブルするのは＿＿＿＿日間だけだ。
（もし仮に，お金や時間の最大限を1カ月に1回も賭けない場合，このボックスにチェックのこと：☐）

4．次の状況下でのみ，ギャンブルをするつもりだ。
＿＿＿＿＿＿＿＿＿＿＿＿＿＿＿＿＿＿＿＿＿＿＿＿＿＿＿＿＿＿＿＿
＿＿＿＿＿＿＿＿＿＿＿＿＿＿＿＿＿＿＿＿＿＿＿＿＿＿＿＿＿＿＿＿

5．以下の状況では，ギャンブルは全くしないつもりだ。
＿＿＿＿＿＿＿＿＿＿＿＿＿＿＿＿＿＿＿＿＿＿＿＿＿＿＿＿＿＿＿＿
＿＿＿＿＿＿＿＿＿＿＿＿＿＿＿＿＿＿＿＿＿＿＿＿＿＿＿＿＿＿＿＿

（それでは，次のページを開いてください。）

人には誰しも，自分たちの生活で変えてみたいと願うことがいくつかあります。ギャンブル行為を変えるというのも，その1つです。いまあなたにこれからの6カ月間のギャンブルについての目標を記入してもらいました。その目標に基づき，以下の2つの質問に答えてください。

1. いま現在，あなたにとって表明した目標を達成するのは，どれほど重要なことでしょうか？（すなわち，ギャンブル目標を達成するのに，どれほど懸命に働き，また，どれほど意欲的に実践しようとしているか？）次のスケールを参考にして，以下の空欄に0から100までのパーセンテージを記入して答えてください。

0%	25%	50%	75%	100%
全く重要ではない	成し遂げたい他の多くの事柄ほど，重要ではない	成し遂げたい他の多くの事柄と同じくらい重要である	成し遂げたい他の多くの事柄よりも重要である	最も重要である

あなたにとっての重要度を（0から100%で）空欄に記入してください：＿＿％

2. あなたが表明した目標を達成する自信が，今の段階でどれほどあるのか，以下の空欄に記入してください。言い換えれば，あなたがギャンブル目標を達成する見込みはどれほどあるでしょうか？　参考までに次のスケールを使ってください：

0%	50%	100%
目標を達成することに全く自信がない	目標を達成できるかは五分五分くらいだ	目標を達成することに100%自信をもっている

あなたの自信の度合いを（0%から100%で）空欄に記入してください：＿＿％

付録5：練習1──回復の山道

　通常，個人のギャンブル問題は一夜にして生じるものではなく，また一夜にして解決するということもまずない。時として，ギャンブルをやめよう，減らそうと決意することもあり，その場合，ギャンブルに関連した別の問題を抱えることもなくなる。しかし，そのようなことはまず普通は起こりえない。大多数の人々にとって，ギャンブル行為を制御するのは至難の業で，多大な年月と努力が必要になる。

　例えば，でこぼこの丘を歩いて登っている人を想像してみてほしい。彼の目標は頂上に達することで，彼自身ひたすらそこに到達したいと願っている。おおかた彼は頂上に向かって着実に進んでいる。が，時には，滑ったり，つまずいたり，転んで倒れることもある。転倒した後，彼のとれる選択肢は2つある。彼は自問自答するだろう，「倒れてしまった。もうここは潔く断念して，丘を滑り降りて引き返そう」あるいは，「倒れてしまったが，今こそ起き上がって進み続けよう」。彼はいずれの選択肢をとるべきだとあなたは思いますか？　ここで断念して，それまで一歩ずつ歩んできた努力を水の泡にしてもよいだろうか？　あるいは，こういう時こそ起き上がって邁進し続けるべきだろうか？

　ギャンブル問題の克服は，まさに，このでこぼこの丘を登っていく過程に喩えることができる。あなたは実際，自らのギャンブル行為を制御する力を身につけたいと思っているし，そしておおかたはゴールに向かって着実なステップを刻んでいくだろう。だが，回復までの道のりの途中で，うっかりつまずいてギャンブルをしてしまう，いやそれどころか，思いのほかギャンブルにのめり込んでしまう可能性だってあるかもしれない。仮にもしもそこで実際つまづいてしまったなら，まず大事なことは，できるだけ即座に自らを奮い立たせて起き上がることである。いま一度肝に銘じておいて欲しい。せっかく歩んできた今までの道のりをまた滑り降りて引き返すなんてまっぴらごめんだということを。倒れても，自らを奮い立たせて起き上がり，回復に向かう道のりを歩み続けていけば，いつか必ず目標に到達できるのだ。

　いくつかの点において，ギャンブル問題の克服はまた，ダイエットの行為にも類似している。例えば仮にあなたがダイエット中であるとして，うっかり誘惑に屈して滑って転び，チョコレートケーキのでっかい1切れを食べてしまったとしよう。その場合，あなたの反応ぶりとしては，以下の2つに1つであろう。

1. あなたは自らがこれまでやってきたダイエットが水の泡になってしまったと思いこみ，続けていく意味がないと思い込む。この道を選んだあなたは，諦めてダイエット前のひたすら食べる行為に戻ってしまうだろう。あなたは結果的に，せっかくこれまで行ってきた涙ぐましい努力のことは忘れてしまい，もはや減量しようとしないだろう。

あるいは，

2. ダイエットでつまづいたことは大したことではない（山登りでつまづいて転倒するようなものである）と考えることもできる。転倒によって時間はかかってしまうが，その失敗から学ぶことができ，自らをまた奮い立たせて起き上がり，ゴールに向かってまっしぐらに突き進むことができる。この姿勢で取り組んでいけば，まだゴールに到達可能である。

将来，ギャンブルに深くのめり込んでしまったら？

　理想を言えば，将来的にあなたがギャンブルに二度と没頭しないことである。しかし，現実問題として，しくじってしまいギャンブルの深みにはまってしまう可能性は常にある。実際つまづいてしまった時，そこであなたがどのように対処するかが非常に重要な意味をもっている。先ほど述べたダイエットの例とまさに同様に，ギャンブルのつまづきに対してもある決まった対処をとることが肝要である。

　ギャンブルというものから離れてどれだけ遠く山道を登ってきたか，そして，麓にはどのような景色広がっているか，を見るべきである。そこで深呼吸をして，なお登り続けるとよい。もしあなたがつまづきをほんの一時的な後退と捉える心の準備ができていれば，ゴールに向かってひたすら突き進むことである。きっとはるかに達成に近づくだろう。

　しくじってしまったと打ちひしがれて，そこで簡単に諦めてしまったら，もはやあなたは頂上には到達できまい。そればかりか，次回の登山はさらに困難を極めたものになるだろう。

　あなたの回復というものを長期的なゴールとみなし，失敗をあるがままに――失敗はそれ以外の何ものでもないと――受け入れることである。重要なのは，回復へのゴールに到達することである。道中のくぼみや岩はあなたを遅らせることはあっても，あなたを阻止する理由は1つもないのだから。

　それでは，あなたがつまづきについてどれほど習得できたか，以下の「うそ―ほんとクイズ」を使って調べてみましょう。

うそーほんとクイズ（TRUE-FALSE QUIZ）

指示：ギャンブルにおけるつまづきへの対応の仕方についてあなたがここで習得したことを基にしてあります。以下の各々の内容が正しければtrueのTを，誤りならばfalseのFを記入してください。

_____　もし私がつまづき，思いのほかギャンブルに深くのめり込んでしまったなら，それを学ぶべき経験と捉えるべきである。

_____　もし私がつまづき，思いのほかギャンブルに深くのめり込んでしまったなら，ゴールは諦めてもよいだろう。

_____　もし私がつまづき，思いのほかギャンブルに深くのめり込んでしまったなら，それは，自身のギャンブル行為を制御する意志力がないという意味である。

_____　もし私がつまづき，思いのほかギャンブルに深くのめり込んでしまったなら，できるだけ早くギャンブル行為を制御するよう努めるべきである。

_____　もし私がつまづき，思いのほかギャンブルに深くのめり込んでしまったなら，そのつまづきのことで自らをひどく責めるべきではない。

あなたの次回の予約は，以下の予定です。

_____　　_____　　_____
曜日　　　　　　　　　日付　　　　　　　　　時刻

付録6：練習2——自らのギャンブルについて意思決定する

自らのギャンブルについて考える

次のように自問自答してみてください。「いま現在のギャンブルのパターンを続けていけば，何を失い，何が得られるだろう？」また「私の人生において，ギャンブルはどのような役割を果たしているだろう？」なんらかの点で，あなたはギャンブルから本来の恩恵を受けているかもしれません。例えば，大儲け，歓び，興奮，困った問題からの逃避など。

しかし，この書を手にとってくれているあなたは，おそらく，ギャンブルのもつ損失面について思案し，恩恵をまた異なった視点から見始めるでしょう。

> もし今までやってきたようにギャンブルを続けたら，一体どうなるだろうか？

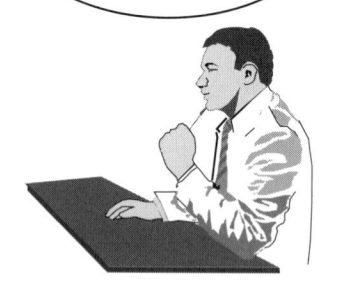

（ギャンブル行為を）変えるための意思決定をする練習——その1

たいてい，私たちは人生においてなにかを変えようと決意する時，その問題点の全側面を必要以上の時間をかけてじっくり吟味することはしません。代わりに，私たちが過去にどのように物事を行ったか，あるいは現時点でどのように感じているかに基づいて意思決定を行っています。ギャンブル行為を変えることについて考える手掛かりとして，ギャンブルの肯定的な側面と否定的な側面を評価する方法があります。

ギャンブルの肯定的な側面（恩恵）と否定的な側面（損失）に関する次のような質問について考えてみましょう。

- あなたはギャンブルのどういう点が好きですか？
- あなたはギャンブルから，どのような社会的恩恵を受けていますか？
- ギャンブルは他の活動とどのように違いますか？
- ギャンブルはあなたをより気分よくしてくれますか？
- ギャンブルはあなたの（日常の）問題を何か解決してくれますか？
- あなたの友人と家族は，あなたのギャンブルによってどのような影響を受けてきましたか？
- あなたはギャンブルにいくらお金を費やしてきましたか？
- あなたはギャンブルにどれほどの時間を費やしてきましたか？
- ギャンブルのせいで，落ち込んだり，罪悪感，不安を感じたことはありますか？
- 今までにギャンブルに屈していると感じたことはありますか？

このページは臨床での個人使用であれば，購入者は複写可能。
From: J.P. Whelan, T.A. Steenbergh, & A.W. Meyers: Problem and Pathological Gambling © 2007 Hogrefe & Huber Publishers

さて今度は，あなたの番です。ギャンブルの肯定面と否定面について考えてみましょう。
以下の欄に，ギャンブルの肯定面と否定面について，思いつく限りたくさん書き留めてみましょう。

ギャンブルの肯定面	ギャンブルの否定面

ギャンブルの最も肯定的な側面だと思われる項目の隣に星（＊）を，また最も否定的な側面の項目の隣に，星（＊）をつけてください。

（ギャンブル行為を）変えるための意思決定をする練習――その２

ギャンブルには肯定的／否定的な側面の両方があるということがわかったところで，今度は，ギャンブル行為を変えたらどうなるのかについて調べてみよう。ギャンブル行為を変えることについて考える際，もしギャンブル行為を，（a）変えられれば，あるいは，（b）変えられなければ，自分の人生はどのようになるのかについて考えてみるといいでしょう。

あなたのギャンブル行為を変えることに関する以下の質問について検討してみましょう。

・私の人生は，どのように違ってくるだろうか？
・もし私が変わったら，何をなくしてしまうだろうか？
・私はどのような損をしたり，不利益をこうむるだろう？
・自らが変わるためには，何をしなければならないか？
・ギャンブルをする代わりに，何をして過ごそうか？
・私の家族や友人は，どのような影響を受けるだろう？
・私の財政事情は，どのように変化するだろう？
・ギャンブル行為を変えることで，自らの健康や仕事面にも影響を与えるだろうか？
・もし私が変わったなら，自分自身についてどのように感じるだろうか？

・もし変わったとしたら，自分の未来にどのような影響を与えるのだろうか？

さて今度は，あなたの番です。ギャンブル行為を替えることの，肯定面と否定面について考えてみましょう。

以下の欄に，ギャンブルを替えることの肯定面と否定面について，できるだけたくさん書き留めてみましょう。

ギャンブルの肯定面	ギャンブルの否定面

　ギャンブル行為を変えることの最も肯定的な側面だと思われる項目の隣に星（＊）を，また最も否定的な側面の項目の隣に，星（＊）をつけてください。

肯定面と否定面を比較検討する

　今あなたはギャンブル行為を変えることの肯定面・否定面をすべて書き出しましたが，いま一度数分間リストを比較してみてください。ここで，天秤を想像してみましょう。あなたのギャンブルを変えるあらゆる肯定面が片側に，あらゆる否定面がもう一方の側にくるでしょう。ギャンブル行為を変える否定面と肯定面がほぼつり合っているとしたら，あなたは変わることに対して複雑な感情を抱いており，天秤はこのような感じになるでしょう。

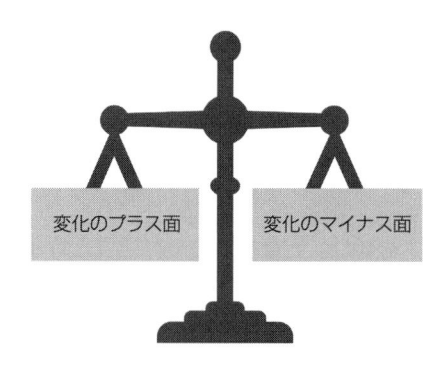

変化のプラス面　　変化のマイナス面

このページは臨床での個人使用であれば，購入者は複写可能。
From: J.P. Whelan, T.A. Steenbergh, & A.W. Meyers: Problem and Pathological Gambling © 2007 Hogrefe & Huber Publishers

しかし，天秤のいずれか一方に，おもりを追加し続ければ，今度は不均衡が生じてしまうでしょう。

あなたのギャンブル行為を変えることの否定面が肯定面を上回るようなら，あなたは変化しそうにありません。

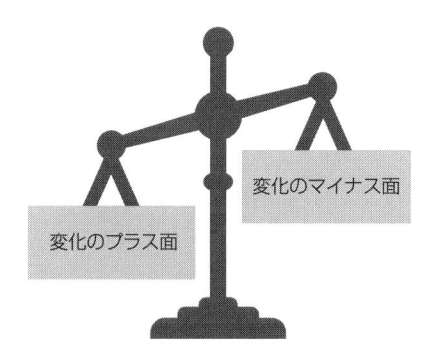

しかし反対に，変化の肯定面が否定面に勝るとすれば，あなたはほぼ**変化しつつあるも同然**です。

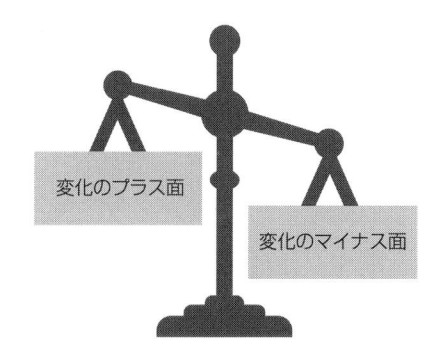

あなた自身の変化の天秤を描く

さて今度は，あなたの番です。ギャンブル行為を変えることの肯定面と否定面を比較し，その両者の重さを表すようなあなた自身の変化の天秤を，下の枠のなかに描いてみてください。その際必ず否定面と肯定面のラベルづけをしてください。

私のギャンブル行為を変えることの肯定面と否定面の重さを比較する

そうするだけの価値があるのだろうか？

以下の空欄を使って，あなたがなぜ自身のギャンブル行為を変えたいと思っているのか，その最も重要な根拠を3つ挙げてみてください。

1. _____

2. _____

3. _____

このページは臨床での個人使用であれば，購入者は複写可能。
From: J.P. Whelan, T.A. Steenbergh, & A.W. Meyers: Problem and Pathological Gambling © 2007 Hogrefe & Huber Publishers

付録7：練習3——自らのギャンブル問題を理解する

　ギャンブルでさまざまな問題を抱えている人々のほとんどは，なぜ自分たちがこんなにも深くギャンブルにのめり込んでしまうのかを理解するのは至難の業です。あなたのギャンブル行為を変える最初の一歩は，ギャンブル行為に対する理解をより深めることです。

　この練習の目的は，なぜあなたがこんなにもギャンブルに耽ってしまうのかについて，より理解を深める手助けをすることです。あなたには是非とも次の治療セッションの前にこの練習課題を完成してもらいたいのです。というのも，ここであなたから提供される情報は，次の治療セッションで取りあげることになるからです。

ギャンブル行為を理解する

　あなたがギャンブル行為を制御するための大事なステップは，**なぜあなたがギャンブルにのめり込んでしまうのかを理解する**ことです。

　私たちは必ずしも常に，自分にとって最適の方法——即ち，こうすべきだと考える方法——で行動しているわけではありません。しかし，大抵はどうしてそのような行動をとるかについては理由があります。通常，人々がギャンブルをする理由は，大きく分けて2つのカテゴリーから成ります。すなわち，**引き金**（triggers）と**結果**（consequences）です。

　まず最初に，引き金のほうから議論しましょう。

　引き金というのは，あなたにギャンブルを始めさせたり続けさせたりするきっかけになるものであり，あなたをギャンブルへ引きずり込む出来事なのです。これらの出来事は，あなたをギャンブルに駆り立て，そして時には，そこでもう止めるべきだったという後もさらに続けさせようとするのです。

1. **予期せぬ事態**：あなたは友人と外出しており，その友人たちが夜の娯楽にカジノに出かけることを決めた。あなたは旅の道中で，次の高速道路の出口に競馬あるいはカジノの看板を目にする。あるいは，すぐに使える予想外のお金を手に入れた。
2. **あなたの選ぶ状況**：夕食のためにカジノに，あるいはコンサートに出かける。
3. **感情的な場面**：誰かと口論になったり，仕事で辛い一日を過ごし，そんな時，昔の男友達あるいは女友達にばったり出くわす。
4. **考え**：今日あなたはツイてる気がしている。あるいは反対に，ひどく落ち込んでいたり，いらいらしていたり，退屈で刺激を求めている。
5. **個人的な問題**：あなたは借金や，配偶者との喧嘩，仕事の面接，出廷の件でむしゃくしゃしている。

6．財政面の問題：あなたに多額の，もしくは突然の請求がきた。ギャンブルはそのお金を得る唯一の手段のようだ。
7．アルコール（かつ／または）薬物の使用：お酒を2〜3杯飲んだり，薬物を"一発"キメた後は，極端にギャンブルに耽る。

ご覧の通り，引き金は非常に多種多様です。時にはたったひとつの引き金があなたをギャンブル漬けにするかもしれないし，たくさんの引き金が一緒になってようやく，ということもあるでしょう。極端な例を挙げてみましょう：同じ週のうちに，車のブレーキを新しく交換する必要があるとわかった，背中を捻挫した，あなたがクビになるかもしれないという噂を耳にした。これらの状況が一気に押し寄せると，あなたを強力にギャンブルに駆り立てるでしょう。もちろん，それだけの不運に一度に見舞われることはまれです。しかし，問題ギャンブルはしばしば2つ以上の引き金によって引き起こされるものです。

ギャンブルの引き金は十人十色です。あなた自身の場合について考えてみてください。ギャンブラーのなかには家族の問題を抱えている人たちもあれば，そうでない人たちもいます。仕事に問題を背負っている人たちもあれば，満足している人たちもいます。すべてのギャンブラーにあてはまるような正解・不正解はなく，まさに十人十色なのです。あなたのギャンブル行為につながる一部となっていそうな何かについて堂々と向き合って話し合ってください。仮にその何かがあなたに問題を引き起こしているとしたなら，私たちでその問題を扱っていくことにしましょう。

あなた自身の引き金について考える際，あなたがギャンブルする時の状況について思い返したり，さらにギャンブルを始める前にはどのようなことが起こっていたかも思いだしてみるとよい参考になります。

以下のような要因を考えてみましょう。

1．身体の状態（疲労困憊の状態だったか，あるいは精力的だったか？）
2．心理状態（幸福感，意気消沈など）
3．思考（ツイてるという気持ち，何かについて心配もしくはいらついている）
4．他の人の存在（友人，親戚）
5．職場の状況（ストレスや退屈など）
6．家庭での状況（喧嘩や子どもたちの問題）
7．金銭的状況（期限の迫った多額の支払いや予期せぬ収入など）

引き金（きっかけ）

あなたのギャンブルの引き金を，思いつく限りできるだけたくさん書き留めてください。その際，**できるだけ具体的**にお願いします。

（例：ひどく落ち込んでいる。というのも私の配偶者が興奮して怒り，もう口もきいてくれないからだ。）

1. _____
2. _____
3. _____
4. _____
5. _____
6. _____

さてそれでは，人々がギャンブルをする理由の2つめの大きなカテゴリーについて，考えてみましょう。このカテゴリーは**結果**と呼ばれ，ギャンブルに付随して起こる考え，経験，結果を表します。結果のなかには，あなたがギャンブルをしている最中に生じるもの（即時の結果）と，後から生じるもの（長期的な結果）とがあります。

ギャンブルはいくつもの結果を生み出しますが，そのうちのいくつかは肯定的なものです。事実，多くの人々は，私たちがギャンブルをするのは，緊張を和らげ，日常のさまざまな問題から解放され，何の屈託もなく歓び・快楽をあじわうためであると考えています。結果によっては，大きな害を及ぼすものもあります。こういった有害な結果こそが，ギャンブル自体を問題に変えてしまうのです。

ギャンブルの**引き金**のうち，いくつかは直接，**結果**に関係しています。例えば，ある人々は退屈してくると（＝引き金），なにがしかの興奮を求めて（＝即時の結果）ギャンブルにはしります。しかし，そのようなギャンブル行為により多額のお金を費やしてしまい，ひいては請求がきても支払えないという長期的な結果をもたらしかねません。

私たちは時として，ギャンブル行為による**即時の結果**は当然のこととして捉えており，即時的な結果は通常そこそこ肯定的です。ある人々にとっては，ギャンブルは気分の変化をもたらします。すなわち悲しみが興奮へと変わるのです。一方，人によっては，ギャンブルの即時的な結果とは，ただ単に楽しいひとときを

過ごすだけという場合もあります。あなたのギャンブル行為の即時的な結果が肯定的なものであるかどうかを見極めるのはとても重要です。なぜなら通常，即時的な結果は，後から生じる結果に比べて，人間の行動により強い影響を与えるからです。

　私たちは通常ギャンブルをしている間は，**長期的な結果**を意識することはありません。なおかつ後になって，ギャンブルの長期的な結果を経験する段になっても，私たちは実際に結果をひき起こしたギャンブルという選択とその結果を結びつけないことだってあるのです。例えば，友人や家族にまつわる問題は，深くギャンブルにのめり込んだことの長期的な結果かもしれません。にもかかわらず，この長期的な結果は，時間をかけて問題となっていくため，気づかれないまま何年も過ぎてしまう可能性があります。同様に，請求書や生活費，学校の授業料を支払うお金が足りないことや退職といった出来事は，ギャンブルの長期的な影響かもしれません。

　ギャンブルエピソードの「**結果**」について語る際には，起こる結果をすべて併せたものを意味しています。私たちは，良きも悪きも，あくまで全体像を概観したいのです。もし結果が概して有益というより有害のほうであるなら，そこで問題が生じてくるのです。

結　果

　あなたのギャンブル行為の結果を，思いつく限りできるだけたくさん書き留めてください。結果について考える際，ギャンブルをしていた時の状況を思い返し，即時的・長期的いずれの場合も含めギャンブル行為の結果として何が起こったかを思い出すようにするといいでしょう。以下の欄に，結果をリストアップした後，それが肯定的か否定的かをお示しください。できるだけ具体的にお願いします。

　（例：即時的な結果―私はギャンブルの最中，日常のありとあらゆる問題を忘れて有頂天な気分になる。）

即時的な結果　肯定的か否定的か

1. ＿＿＿＿＿＿＿＿＿＿＿＿＿＿＿＿＿＿＿＿＿＿＿＿＿＿＿＿＿＿

2. ＿＿＿＿＿＿＿＿＿＿＿＿＿＿＿＿＿＿＿＿＿＿＿＿＿＿＿＿＿＿

3. ＿＿＿＿＿＿＿＿＿＿＿＿＿＿＿＿＿＿＿＿＿＿＿＿＿＿＿＿＿＿

4. ＿＿＿＿＿＿＿＿＿＿＿＿＿＿＿＿＿＿＿＿＿＿＿＿＿＿＿＿＿＿

長期的な結果　肯定的か否定的か

1. _____

2. _____

3. _____

4. _____

付録8：練習4——ギャンブル問題を扱う

いまやギャンブル行為にかかわる**引き金**と**結果**を見分けることができるようになったあなたにとって，次のステップは，将来起こり得るギャンブル問題を避けるべく，この情報をどのように使うかを学ぶことです。本練習のねらいは，過度のギャンブルにおける**選択肢**（options）を増やし，それにとって替わるものを見つける手助けをします。

あなたには是非とも次の治療セッションの前にこの練習課題を完成してもらいたいのです。というのも，ここであなたから提供される情報は，次の治療セッションで取り上げることになるからです。

過度のギャンブルにおける選択肢

引き金となる状況が起こると，無性にギャンブルをしたいという欲望や衝動が強くなります。このような衝動に対応する方法がいくつかあります。すなわち，あなたには**選択肢**（options）があるのです。ギャンブルをしたいという衝動が起こってきた時，4つの一般的なタイプの選択肢が用意されており，その選択肢の各々が，独自の結果を伴っています。次の頁で，4つの一般的なタイプの選択肢を説明します。

引き金と結果の状況に対する選択肢

選択肢1：過度にギャンブルを行う

- これはとても馴染みのある選択肢で，その結果は明白です。前回の練習でわかったように，過度のギャンブルは否定的かつ有害な結果を生み出しかねません。

選択肢2：制御しながらギャンブルを行う

- 制御しながらギャンブルを行うことが，あなたにとって合理的な代案かどうかは一概に言えません。これには，有害な結果を避けるべく，お金や時間など限られた範囲でギャンブルを行うことが含まれます。
- この選択肢を評価するにあたり，次の3点を考慮してみましょう。
    1. 引き金が，あなたのギャンブル行為にどれほど大きな影響を与えるでしょうか。例えば，友人と一緒にギャンブルを楽しんでいる時は抑制がきくかもしれませんが，その一方で，1人でギャンブルをする際は深みにはまってしまう可能性があります。
    2. 引き金とそれに対処するあなたの能力を，正直に評価してください。あ

なたは，ある特定の状況で，引き金が問題を引き起こすことなくギャンブルできるでしょうか？
3．ギャンブルによってリスクを負うというありがちな結果。リスクが深刻であればあるほど，制御しながらギャンブルを行うことは適切な選択肢とは言えなくなっていきます。

選択肢3：ギャンブルを行わず，有益な活動に従事する
・ギャンブルをしないという選択は，当然のことながら，守り続けていくことはより困難な道のりですが，断然有益なことです。それにとって替わる活動の例としては，映画鑑賞や友人と電話でおしゃべりするといったことが挙げられます。

選択肢4：ギャンブルを行わず，有害な行動に出る
・強い引き金が生じた時，ギャンブルを拒んだとしても，結局は同じくらい有害な結果を招く行動をとるかもしれません。考えられる例として，ギャンブルの代わりに，飲みに繰り出そうと決め，酔っぱらうかもしれません。そしてそれによって，後に罪悪感を覚えるのです。

ここでお分かりのように，ある人がギャンブルをしないという選択をしてある特定の引き金に対処するからといって，結果が常に肯定的なものになるとは限りません。ここで，同じギャンブルをしないという選択肢でも"有益"と"有害"の両方に替わりうるということをいま見てきたので，次のことを理解しておくことが大切です。「**いずれの選択肢であっても，それが適切であるかどうかは，その選択肢がもたらすであろう結果によって決定されるということになる。**」

複数の選択肢を比較検討する

この時点で，ギャンブルにかかわる引き金と結果が理解できるようになったので，次のステップは，あなたにとって**最善の選択肢**を決定することです。**選択肢**の内訳としては，例えば，友人を訪ねたり，運動するといった活動や，その他の対処法として，より効率的にストレスに対処する方法やあなたが変えられない部分を受け容れる方法を学ぶといったことが挙げられます。ただし，現時点では，価値判断をするのはあえて脇へ置いておくことが重要です。あなたに可能なあらゆる現実的な選択肢をすべて単純に考えてみましょう。

例えば，あなたに夫婦間の問題があるとします。2人の間で言い争いや喧嘩が起こり，そのことがきっかけであなたがギャンブルにはしっているのなら，次のような代替の選択肢を考えてみてはどうでしょうか？　例えば，映画館に行く，カウンセラーに助言を求める，牧師に相談してみる，配偶者とその問題について

心ゆくまでよく話し合ってみる，あるいは場合によっては，別居や離婚といった選択肢をも視野に入れて。ここに挙がっている選択肢は簡単なものかもしれないし，そうでなければ厳しいものかもしれません。しかし，重要なことは，**あらゆる現実的な選択肢を考慮に入れること**です。そうすることで，それらの選択肢をリストアップしやすくなります。**一度選択肢をリストアップしたら，それらの選択肢をすべて考慮に入れた結果の観点から評価してみましょう**。この段階で初めて価値判断が入る余地ができるのです。選択肢を評価するにあたって，以下のような質問をすると役に立つでしょう。「この選択肢は，長い目で見れば結局はどれほどの効力をもつだろうか？ その選択肢を採用するのに何が必要になるだろう？ その選択肢は採用する価値があるだろうか？ また，それはなぜか？」

あなたの最善の選択肢を選ぶ最終ステップは，**その最善の選択肢をどのように使うか計画を練ること**です。例えば，次のように考えることができます。
1. 選択肢のいくつかを試みる準備はできていますか？
2. いくつかの選択肢は，他のものに比べ，実行しやすいですか？
3. それら最善の選択肢には，どのような個人的な損失が見込まれますか？

これらの質問には，いくぶん真剣に考えることが求められますが，なぜ，こうした質問を私たちが必要な時しか考えようとしないのか不思議です。

さて，練習3で確認した引き金・結果の状況の各々について，選択肢記入フォームを1つ使って，そのような状況でのめり込んでしまう過度のギャンブルに対して，少なくとも2つ，できればもう少し多くの**選択肢**を記入してみましょう。
　以下に，選択肢を考え出す際のガイドラインを示します。
・選択肢を記入する際は，できるだけ具体的に。
・どの選択肢も現実的であるべきです。つまり，あなた自身が実行に移すのは骨の折れることだと感じつつも，実際行うことのできることです。

次に，**それぞれの選択肢**について，起こりそうな結果（ギャンブルをする代わりに，もしあなたがその選択肢をうまく使えば，何が起こると予想されるか）を記入してみましょう。
・必ず**否定面・肯定面**の両方の結果を考えること。
・必ず**即時的な結果・長期的な結果**の両方を考えること。

最後に，すべての点を考慮に入れて（例えば，起こりそうな結果，選択肢を実行に移すことの困難さ，あなた自身の好みの問題など），選択肢記入フォームの一番下の欄に，引き金と結果の状況を扱うにあたり，いずれの選択肢があなたの**最優先（最善）選択肢**で，どの選択肢が**次点（次善）選択肢**になるかを示してください。

選択肢記入フォーム

引き金状況 #1 _____

選択肢および起こりそうな結果：以下，少なくとも2つ，できればもう少し多くの，この引き金に対する選択肢および結果を記入してください。

選択肢 #1 _____

選択肢の起こりそうな結果 _____
_____

選択肢 #2 _____

選択肢の起こりそうな結果 _____
_____

選択肢 #3 _____

選択肢の起こりそうな結果 _____
_____

この引き金の状況に対する選択肢を1つ選んでください。
1．あなたはどの選択肢を最善として選びますか？ _____
2．あなたはどの選択肢を次善として選びますか？ _____

このページは臨床での個人使用であれば，購入者は複写可能。
From: J.P. Whelan, T.A. Steenbergh, & A.W. Meyers: Problem and Pathological Gambling © 2007 Hogrefe & Huber Publishers

選択肢記入フォーム

引き金状況 #2 _____

選択肢および起こりそうな結果：以下，少なくとも2つ，できればもう少し多くの，この引き金に対する選択肢および結果を記入してください。

_____
_____

選択肢 #1 _____

選択肢の起こりそうな結果 _____
_____

選択肢 #2 _____

選択肢の起こりそうな結果 _____
_____

選択肢 #3 _____

選択肢の起こりそうな結果 _____
_____

この引き金の状況に対する選択肢を1つ選んでください。

1．あなたはどの選択肢を最善として選びますか？ _____
2．あなたはどの選択肢を次善として選びますか？ _____

付録9：練習5──再発予防

あなたのギャンブル行為にとって替わる選択肢を創りあげたいま，次のステップは，将来起こり得るハイリスク状況について考えておくことです。この一連の練習問題に取り組めば，あなたを過度のギャンブルの世界へと誘う状況が突きとめられ，それらの状況により効果的に対処できる方法を学ぶ手助けとなるでしょう。

こういった状況がいつ頃起こることになりそうかを理解すれば，回復のプロセスの助けになるでしょう。

あなたには是非とも次の治療セッションの前にこの練習課題を完成してもらいたいのです。というのも，ここであなたから提供される情報は，次の治療セッションで取りあげることになるからです。

以下の空欄を使って，うまく対処するための選択肢と計画を記入してみましょう。

ハイリスク状況 #1 _____

選択肢A _____
_____

選択肢B _____
_____

行動計画 _____
_____

ハイリスク状況 #2 _____

選択肢A _____
_____

選択肢B _____
_____

行動計画 _____
_____

ハイリスク状況 #3 _____

選択肢A _____
_____

選択肢B _____
_____

行動計画 _____
_____

このページは臨床での個人使用であれば，購入者は複写可能。
From: J.P. Whelan, T.A. Steenbergh, & A.W. Meyers: Problem and Pathological Gambling © 2007 Hogrefe & Huber Publishers

監訳者あとがき

　ギャンブルの起源は太古に遡ります。人類文明の始まりの頃，呪術師が天災などの自然現象や物事の吉凶について占ったり，神の意思を確認する手段として用いられていた呪術・占いが，やがて，人々の娯楽や気晴らしとしてのギャンブルへと発展していったとされています。最初は，単なる娯楽や気晴らしのはずであったギャンブルが，没頭していくうちに次第に生活の中心を占めるようになり，心身にさまざまな悪影響を来し，さらには，家庭や職場における心理的・社会的な支障を来して「依存症」に至る様は，アルコールや薬物依存症の経過と極めて類似しています。

　本書に記された米国内の調査によると，ギャンブル依存症（病的ギャンブル）の有病率は1.7％であり，ギャンブルによって何らかの問題を抱えている人（問題ギャンブル）は3.8％であったということです。

　一方，わが国では，厚生労働省研究班がまとめ，発表したデータ（2014年8月）によれば，ギャンブル依存症は536万人いると推計されています。これは，成人全体では国民の4.8％にあたり，男性は438万人（8.7％），女性は98万人（1.8％）いることになります。これは他国に比して，際立って高い数値とされます。その理由として，わが国ではパチンコやスロットなどが身近であることが挙げられており，ご存じの通り，現在進められているカジノ解禁についても慎重な意見が出されているところです。

　このようなギャンブル依存症の広がりに対して，さまざまな領域からの専門家および非専門家によるアプローチが求められています。

　本書は，Menphis大学の心理学准教授であるJames P. Whelan先生らによって執筆されたギャンブル依存症に関する実践的なテキストです。ギャンブル依存症を診る機会のある臨床医家にとって進歩的かつ有用な介入方法が数多く紹介されています。

　まずは問題ギャンブルと病的ギャンブルについての定義や疫学，経過といった概論から始まり，ついで理論とモデル，さらに診断，そして治療へとテーマが展開され，それぞれがエビデンスに基づいた内容となっています。そして，第5章「症例提示」で，具体的な治療の進め方がわかりやすく記されていることや，臨床場面での要点を簡潔に示した「臨床のツボ」などから，いかに本書が幅広い臨床医家を対象としているかがわかります。また，すぐに臨床現場で使用できる9種類の質問紙や記録表などの巻末付録も魅力となっています。

　翻訳は，京都府精神保健福祉総合センター，京都府立医科大学大学院医学研究科精神機能病態学の医師と，京都女子大学の正木准教授で分担いたしました。また，草津市の石井眞知子氏に監訳のアドバイスをいただきました。そして，多大なるご支援をいただいた金剛出版の弓手正樹氏をはじめとする出版部の方々にも，

この場を借りて厚謝いたします。

　最後に監訳に携わったものとして，本書の実践を通じて，わが国でギャンブル依存症に苦しむ患者さんやそのご家族が1人でも多く救われることを祈念しております。

2015年5月1日
土田英人

著者紹介

ジェイムズ・P・ウェラン（James P. Whelan, PhD）

Memphis 大学心理学の准教授であり，また臨床研修部長でもある。また，Institute for Gambling Education and Research（TIGER）および Gambling Clinic の副所長も勤めている。彼はまた，臨床研修部長を務めながら，その社会連携研究により受賞もしている。

Dr. Whelan の研究は数々の領域にわたり，そのなかの代表的なものには，心理学的療法の効果，病的ギャンブル，スポーツ・運動心理学といった分野がある。

ティモシー・A・スティーンバーグ（Timothy A. Steenbergh, PhD）

Indiana Wesleyan 大学の心理学の准教授であり，Lilly Student Research Initiative の主任でもある。Dr. Steenbergh の嗜癖行動に関する研究は，主として，病的ギャンブルに重きを置くものである。

彼は研究以外にも，Indiana 州・Marion 市にある小さな診療所で心理療法を教えたり，人々に治療を施すことにも生き甲斐を感じている。

アンドリュー・W・メイヤーズ（Andrew W. Meyers, PhD）

Memphis 大学の心理学の教授であり，研究副部長である。そして同時に Institute for Gambling Education and Research（TIGER）の副所長を務めている。

「Journal of Consulting and Clinical Psychology」，「Behavior Therapy」，「Health Psychology」，「Cognitive Therapy and Research」などの編集委員であり，さらに 25 年もの間，嗜癖行動と保健行動を主に扱う診療所を営んでいる。

監修者紹介

貝谷久宣（かいや・ひさのぶ）
1943年　名古屋生まれ。名古屋市立大学医学部卒業。マックス・プランク精神医学研究所ミュンヘン留学。岐阜大学医学部神経精神医学教室助教授。自衛隊中央病院神経科部長。現医療法人和楽会理事長。NPO法人不安・抑うつ臨床研究会代表。NPO法人東京認知行動療法アカデミー事務局長。京都府立医科大学客員教授。第3回日本認知療法学会会長。第1回日本不安障害学会会長。

　主著：『パニック障害』（不安・抑うつ臨床研究会編，日本評論社），『不安障害の認知行動療法』（共編，日本評論社），『社交不安障害』（編著，新興医学出版社），『気まぐれ「うつ」病―誤解される非定型うつ病』（単著，筑摩書房），『不安恐怖症のこころ模様―パニック障害患者の心性と人間像』（講談社こころライブラリー，2008）

久保木富房（くぼき・とみふさ）
東京大学名誉教授，医療法人秀峰会　心療内科病院　楽山　名誉院長
1969年　東京大学医学部保健学科卒。1973年　東京大学医学部医学科卒。1996年　東京大学教授（医学部附属病院，心療内科）。2005年　早稲田大学　先端科学・健康医療融合研究機構　客員教授，東京大学名誉教授，医療法人秀峰会楽山　病院長。2008年　医療法人秀峰会　心療内科病院　楽山　名誉院長，現在に至る。
日本不安障害学会理事長，日本ストレス学会理事，日本うつ病学会理事など。NPO法人東京認知行動療法アカデミー学院長

　主著：『不安症の時代』（不安・抑うつ臨床研究会編，日本評論社），『抗不安薬の選び方と使い方』（共著，新興医学出版社），『心療内科』（共編，星和書店）他多数

丹野義彦（たんの・よしひこ）
1978年，東京大学文学部心理学科卒業。1985年，群馬大学大学院医学系研究科修了。現在，東京大学大学院総合文化研究科教授。NPO法人東京認知行動療法アカデミー教務主任理事

　主著：『認知行動アプローチと臨床心理学』（単著，金剛出版，2006），『臨床認知心理学』（共編，東京大学出版会），『うつ病・パーソナリティ障害・不安障害・自閉症への対応』（共編，金子書房），『PTSD・強迫性障害・統合失調症・妄想への対応』（共編，金子書房），『認知療法・認知行動療法事例検討ワークショップ』（共著，星和書店），『臨床と性格の心理学』（共著，岩波書店），『認知行動療法100のポイント』（監訳，金剛出版）他多数。

監訳者紹介
福居顯二（ふくい・けんじ）
京都府立医科大学大学院医学研究科精神機能病態学教授，京都府立医科大学卒。精神科医，博士（医学）。京都府立医科大学精神医学教室助手・講師を経て1996年より教授。2003年より大学院改組により現職。日本アルコール・薬物医学会理事長（2007-2009），日本精神神経学会代議員，日本生物学的精神医学会評議員，日本摂食障害学会理事，日本サイコオンコロジー学会理事，日本老年精神医学会評議員，日本認知療法学会監事他。
主著：『薬物依存と脳障害』（分担執筆，学会出版センター），『臨床精神医学講座8．薬物・アルコール関連障害』（分担執筆，中山書店），『脳とこころのプライマリケア8．依存』（編著，シナジー），『専門医のための精神科臨床リュミエール26．依存症・衝動制御障害の治療』（編著，中山書店）他多数。

土田英人（つちだ・ひでと）
京都府精神保健福祉総合センター所長，京都府立医科大学／京都府立医科大学大学院　併任准教授，東北大学医学部卒。精神科医，博士（医学）。京都府立医科大学精神医学教室助手，明石市立市民病院心療内科医長，京都府健康管理医（精神保健担当）を経て，2013年より現職。日本アルコール精神医学会評議員，日本認知療法学会評議員，日本不安障害学会評議員，日本生物学的精神医学会評議員他。日本精神神経学会専門医・指導医，日本臨床精神神経薬理学会専門医。
主著：「嗜癖行動の神経生物学的基盤」（『脳とこころのプライマリ・ケア8．依存』，分担執筆，シナジー），「衝動性の神経生物学」（『専門医のための精神科臨床リュミエール26．依存症・衝動制御障害の治療』，分担執筆，中山書店），「薬物依存」（『カラー版内科学』，分担執筆，西村書店）。

訳者紹介
土田英人
（同上）

水原祐起（みずはら・ゆうき）
（京都府立医科大学）

正木大貴（まさき・だいき）
（京都女子大学）

和田良久（わだ・よしひさ）
（京都府立医科大学）

エビデンス・ベイスト
心理療法 シリーズ
Advances in Psychotherapy Evidence-Based Practice
❻ ギャンブル依存

2015年5月30日　印刷
2015年6月10日　発行

著　者　J・P・ウェラン，T・A・スティーンバーグ，A・W・メイヤーズ
監修者　貝谷久宣，久保木富房，丹野義彦
監訳者　福居顯二，土田英人
発行者　立石正信
印刷／平河工業社　製本／誠製本
発行所　株式会社金剛出版
〒112-0005　東京都文京区水道1-5-16
電話 03-3815-6661　振替 00120-6-34848

ISBN978-4-7724-1306-0 C3011　Printed in Japan©2015

好評既刊

Ψ金剛出版 〒112-0005 東京都文京区水道1-5-16 Tel. 03-3815-6661 Fax. 03-3818-6848
e-mail eigyo@kongoshuppan.co.jp URL http://kongoshuppan.co.jp/

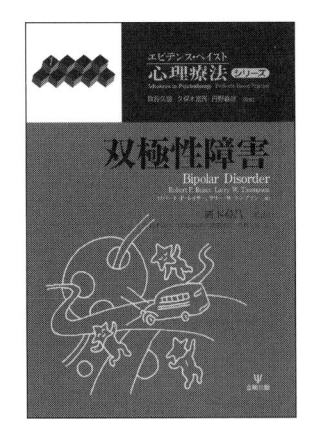

エビデンス・ベイスト心理療法シリーズ1
双極性障害

[著]ロバート・P・レイサー　ラリー・W・トンプソン
[監修]貝谷久宣　久保木富房　丹野義彦
[監訳]岡本泰昌　[訳]岡本泰昌　田辺紗矢佳　萬谷智之　竹林実

双極性障害は，再発危険性が高いこと，社会生活機能が大きく障害されること，自殺完遂率が高いことなどがわかっている。そのため，急性期だけでなく維持療法期も含めた長期的視点から治療選択する必要がある。本書は，治療の中心となる薬物療法を補完するものとして，心理教育，家族療法，認知行動療法，対人関係・社会リズム療法などの心理療法について，具体的な技法の解説や臨床場面での応用法などをまとめている。　本体2,400円+税

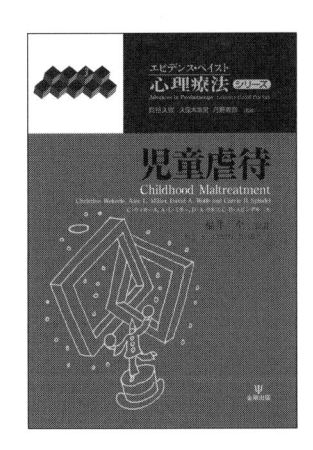

エビデンス・ベイスト心理療法シリーズ3
児童虐待

[著]C・ウィカール　A・L・ミラー　D・A・ウルフ　C・B・スピンデル
[監修]貝谷久宣　久保木富房　丹野義彦
[監訳]福井至　[訳]福井至　矢野啓明　野口恭子

児童虐待に関する最新の研究成果と，精神医学的な障害に罹患した被虐待児への，エビデンスに基づく治療法を解説した，我が国の児童虐待対策の向上にはなくてはならない一冊。児童虐待の基礎から，児童虐待に関連した精神医学的障害の診断と治療，被虐待児の治療方法までを分かりやすく解説する。さらに，症例スケッチで被虐待児のケアの実際を具体的に示し，巻末には児童虐待のアセスメント・ツールを収載。　本体2,400円+税

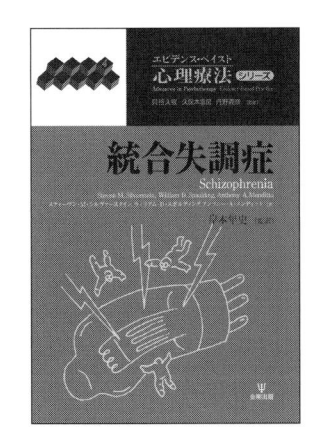

エビデンス・ベイスト心理療法シリーズ4
統合失調症

[著]S・M・シルヴァースタイン　W・D・スポルディング　A・A・メンディット
[監修]貝谷久宣　久保木富房　丹野義彦
[監訳]岸本年史

統合失調症患者は認知や技能の多面的な障害を呈しており，薬物治療と協働するバランスのとれた心理療法に効果があることから，特に心理学的治療に焦点を当て，統合失調症の現在の概念とその治療を概説する。リカバリー概念から，クライエント自身が自己の生活の意味を発見して生活を有意義に送れるように援助することの大切さを説く。統合失調症はいかに治療されるべきか，という現在進行形の対話に明確な方向を示す一書。　本体2,400円+税

好評既刊

Ψ 金剛出版
〒112-0005 東京都文京区水道1-5-16　Tel. 03-3815-6661　Fax. 03-3818-6848
e-mail eigyo@kongoshuppan.co.jp　URL http://kongoshuppan.co.jp/

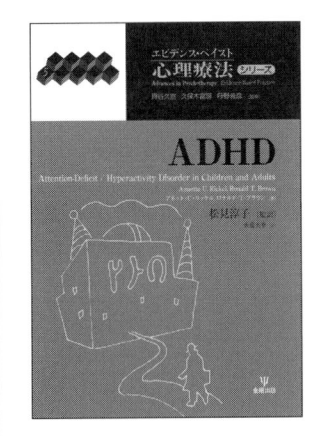

エビデンス・ベイスト心理療法シリーズ5
ADHD

[著]アネット・U・リッケル　ロナルド・T・ブラウン
[監修]貝谷久宣　久保木富房　丹野義彦　[監訳]松見淳子　[訳]佐藤美幸

ADHDは成人になっても続くことがあり，情緒的，社会的，学業上，職業上の機能に深刻な影響をおよぼす可能性がある。本書では，子どもはもちろんのこと，特に成人のADHDについてこれまで認知されずに困っていた人たちの例を挙げ，個人の能力や生活状況を十分に考慮したうえでアセスメントを行い，治療を進めていくことの効用を説く。ADHDに対するエビデンス・ベイスト介入法を示し，ADHDに関する研究の知と実践の技を明らかにした実践的で「読者が利用しやすい」ガイドブック。　本体2,400円＋税

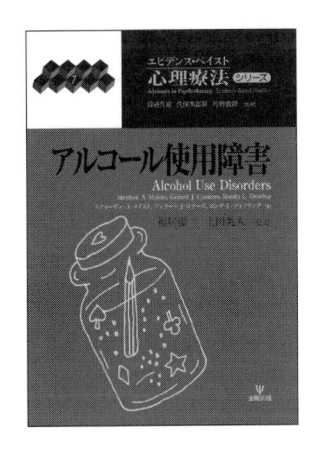

エビデンス・ベイスト心理療法シリーズ7
アルコール使用障害

[著]スティーヴン・A・メイスト　ジェラード・J・コナーズ　ロンダ・L・ディアリング
[監修]貝谷久宣　久保木富房　丹野義彦　[監訳]福居顯二　土田英人

本書は，アルコール使用障害についての分類や定義といった概論から始まり，ついで理論とモデル，さらに診断，そして治療へとテーマが展開され，それぞれがエビデンスに基づいた内容となっている。また，具体的な患者とのやりとりを記した「臨床スケッチ」や，すぐに臨床現場で使用できる10種類の質問紙や記録表などの巻末付録も魅力となっている。アルコール使用障害に携わる臨床家にとって進歩的かつ有用な介入方法が数多く紹介された実践的なテキスト。　本体2,400円＋税

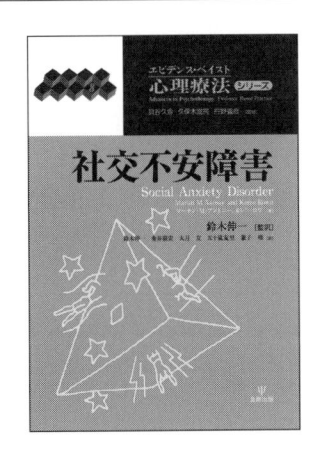

エビデンス・ベイスト心理療法シリーズ8
社交不安障害

[著]マーチン・M・アントニー　カレン・ロワ　[監修]貝谷久宣　久保木富房　丹野義彦
[監訳]鈴木伸一　[訳]鈴木伸一　金井嘉宏　大月友　五十嵐友里　兼子唯

社交不安障害による苦悩は，学校・職場等での適応困難や友人関係・結婚生活といった場面でも持続的かつ長期的な不全感を生じさせる。本書では，社交不安障害の診断のポイントと病態の特徴，アセスメントツールとその評価方法，有効な心理療法である認知行動療法を用いた治療と，そのほかの治療法の構成要素，それら治療技法の選択に関わる諸要因の影響性についての解説，および症例の紹介など，必要とされる主要な情報がコンパクトに解説されている。　本体2,400円＋税

好評既刊

Ψ 金剛出版　〒112-0005 東京都文京区水道1-5-16　Tel. 03-3815-6661　Fax. 03-3818-6848
e-mail eigyo@kongoshuppan.co.jp　URL http://kongoshuppan.co.jp/

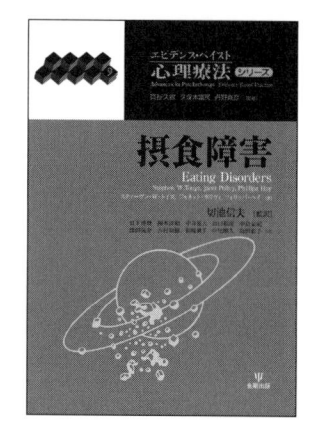

エビデンス・ベイスト心理療法シリーズ　9
摂食障害

[著]スティーヴン・W・トイズ　ジャネット・ポリヴィ　フィリッパ・ヘイ
[監修]貝谷久宣　久保木富房　丹野義彦　[監訳]切池信夫

摂食障害の病態は多様であり，各々の病態に合わせた治療が必要とされる。本書では，神経性食思不振症（AN），神経性過食症（BN），特定不能の摂食障害（EDNOS）の疫学，診断，アセスメント，また，発症とその維持についての理論的モデルを解説し，臨床場面での認知行動療法を中心としたエビデンスに基づく治療法を提示する。障害についての患者用説明シートやチェックリストなどの付録は，治療を効果的に進めるためのヒントともなるだろう。　　本体2,400円＋税

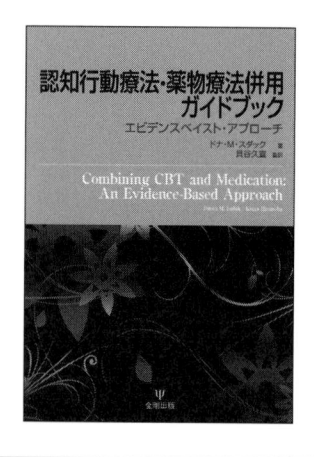

認知行動療法・薬物療法併用ガイドブック
エビデンスベイスト・アプローチ

[著]ドナ・M・スダック　[監訳]貝谷久宣

本書では，セラピストと治療薬を処方できる医師との共同治療による認知行動療法（CBT）と薬物療法の併用療法が効果的であるとの立場から，各精神疾患への適応のエビデンスを精査する。リサーチ法の概説と神経生物学的研究についての説明から，共同治療の長所と短所と協力体制の維持の仕方，CBTと薬物療法の統合モデルについて解説し，各章には実地臨床の参考となるよう治療者と患者の面接場面が記載されている。　本体3,800円＋税

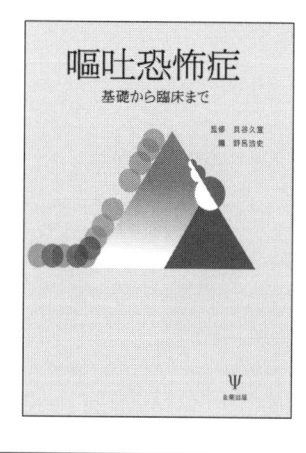

嘔吐恐怖症
基礎から臨床まで

[監修]貝谷久宣　[編]野呂浩史

DSMにおいて特定の恐怖症に分類されながらも研究が未発達の嘔吐恐怖は，しかし心療内科や精神科診療において決して稀な病態ではなく，社交不安障害，パニック障害など不安障害の症状としても認められている。さらに症状は遷延性であり，社会機能障害が強い病態であるにもかかわらず，いまだ標準的な治療法は確立されていない。正確な「診断」から，薬物療法・認知行動療法・森田療法・EMDRを中心とする「治療」へとつなげる本書は，はじめての「嘔吐恐怖症モノグラフ」として，嘔吐恐怖症とに苦悩するクライエントを救うための道標となる。　　本体4,200円＋税

好評既刊

Ψ金剛出版 〒112-0005 東京都文京区水道1-5-16 Tel. 03-3815-6661 Fax. 03-3818-6848
e-mail eigyo@kongoshuppan.co.jp URL http://kongoshuppan.co.jp/

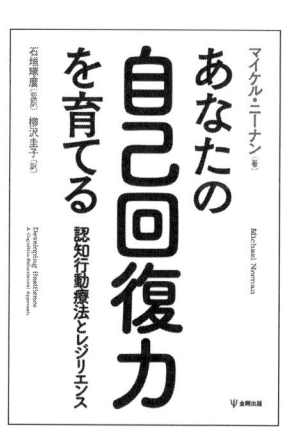

あなたの自己回復力を育てる
認知行動療法とレジリエンス
[著] マイケル・ニーナン　[監訳] 石垣琢麿　[訳] 柳沢圭子

壊れた生態系の復元，経済的低迷からの復活，災害からの復興など，さまざまな意味をもつ「回復力＝レジリエンス（resilience）」。マイケル・ニーナンはトラウマや喪失や逆境から立ち直る「心の回復力」にテーマを絞り，職場の対人関係や困った人への対処など，実例を紹介しながら解説している。回復力は，外から与えられるものではなく，わたしたち一人ひとりの経験の奥深くに眠っている。大切なことは，それに気づき，掘り起こし，日常生活に活かすことだ。早速ページを開き，認知行動療法家マイケル・ニーナンの水先案内とともに，あなただけの回復力を探しに行こう！　本体3,400円＋税

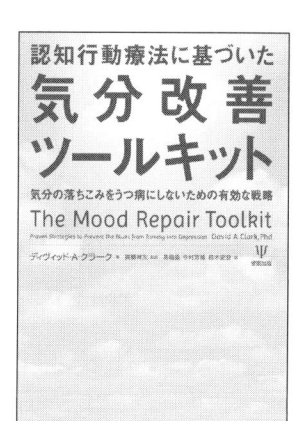

認知行動療法に基づいた気分改善ツールキット
気分の落ちこみをうつ病にしないための有効な戦略
[著] ディヴィッド・A・クラーク　[監訳] 高橋祥友
[訳] 高橋晶　今村芳博　鈴木吏良

頻繁に生じる抑うつ気分と必死に闘っているクライエントの対人関係を豊かにし，日常生活を円滑に送れるようになってもらうための，抑うつ気分回復に向けたサイコセラピー活用ガイド。本書では，認知行動療法の理論を治療戦略の中心部分とする，日常生活が抑うつ気分に支配されないよう，クライアントの「感情→思考→行動」に変化をもたらすための多くのツールを紹介，解説する。　本体3,600円＋税

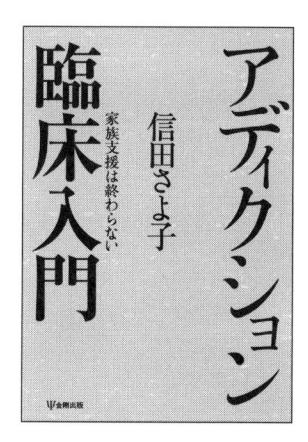

アディクション臨床入門
家族支援は終わらない
[著] 信田さよ子

アディクション臨床における「当事者」とは誰か？　「抵抗とともに転がる」とは何を意味するのか？　「家族の変化の起動点」はどこにあるのか？　カウンセラーとクライエントの「共謀」とは何か？──DVや児童虐待をも視野に収める逆転の発想でアディクション臨床における心理職の役割を確立し，アダルトチルドレン，治療的共同体，被害者臨床を補完する加害者臨床などのコンセプトと実践を取り込む機動力でアディクション臨床とともに走りつづける臨床家の思想遍歴と臨床美学を一挙公開。藤岡淳子との初対談を収録したアディクション・アプローチの聖典！　本体2,800円＋税

好評既刊

Ψ 金剛出版　〒112-0005　東京都文京区水道1-5-16　Tel. 03-3815-6661　Fax. 03-3818-6848
e-mail eigyo@kongoshuppan.co.jp　　URL http://kongoshuppan.co.jp/

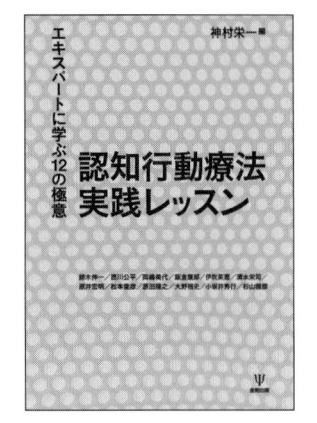

認知行動療法 実践レッスン
エキスパートに学ぶ12の極意
［編］神村栄一

対応が難しいクライエントを支援するための12の秘訣を，認知行動療法のエキスパートが伝授する。自然な解消・治癒に至るきっかけ，生活リズムと行動活性化，アグレッシブな環境調整，エクスポージャーと儀式妨害，治療停滞要因の検討，社交不安障害のためのプロトコル遵守，文献検索サイトによるケースフォーミュレーション，モニタリングと置換スキル，臨床的エビデンスの検証，行動分析学，不登校支援のための漸次的接近，強化と罰の使用法──「CBTのマニュアル化」が進む今こそ求められる，中上級レベルのCBTを目指すセラピストのための必読テキスト！　　本体3,200円＋税

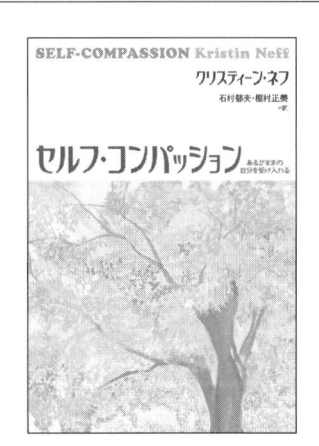

セルフ・コンパッション
あるがままの自分を受け入れる
［著］クリスティーン・ネフ　［訳］石村郁夫　樫村正美

本書はセルフ・コンパッションの実証的研究の先駆者である著者が，自身の体験を交えながらいままでの学術研究の知見をわかりやすくまとめた本である。主要な部分にはエクササイズを含むという工夫が満載。セルフ・コンパッションの概念から，著者がそこへと至る過程，セルフ・コンパッションの構成要素，セルフ・コンパッションと自尊心の違い，セルフ・コンパッションの活用方法を紹介する。あるがままの自分を受け入れるコツをわかりやすく具体的に紹介した本書には，いまの社会を生きる人の心を癒やす貴重なヒントがたくさん含まれている。　　本体3,800円＋税

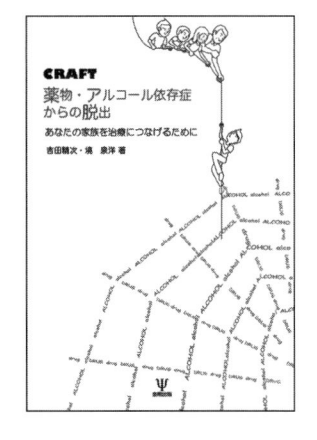

CRAFT 薬物・アルコール依存症からの脱出
あなたの家族を治療につなげるために
［著］吉田精次　境泉洋

本書では，CRAFTを実践する著者らが，依存症から抜け出す方策を段階を追ってワークブック形式で解説する。このプログラムは，認知行動療法の技法に基づいて行われ，参加した多数の家族が，本人を治療につなげることに成功している。問題行動の分析，家庭内暴力の予防，イネーブリングを止めるなど，全7回のプログラムによって，当事者と家族の関係を修復し，社会復帰へとつなげる画期的な治療マニュアルである。　　本体2,400円＋税

好評既刊

Ψ 金剛出版　〒112-0005　東京都文京区水道1-5-16　Tel. 03-3815-6661　Fax. 03-3818-6848
e-mail eigyo@kongoshuppan.co.jp　URL http://kongoshuppan.co.jp/

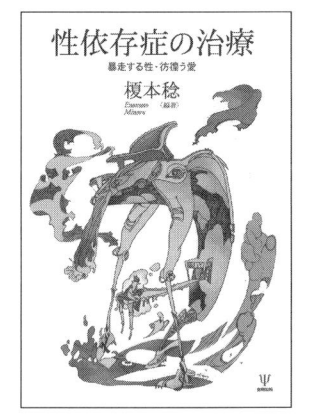

性依存症の治療
暴走する性・彷徨う愛
[編著]榎本稔

性はこころの問題であり，人格の問題であり，このことについては，古今東西，非常に幅広く論じられてきた。だが，そのとらえ方には，文化・歴史によって大きな違いがある。「性依存症」はまだ日本では認知度も低く，治療も限られた専門機関でしか扱われていない。近年、徐々に注目されつつある性的嗜好行動への治療的アプローチとして，海外の知見も踏まえ，さまざまな立場から，第一人者の執筆者に日本の現状を論じていただいた。「性依存症」の理解を深め，新たな治療の方向性を示唆する1冊となるだろう。

本体1,200円＋税

認知行動療法・禁煙ワークブック
Re-Freshプログラム
[著]原田隆之

「わかっちゃいるけどやめられない」喫煙の驚くべき科学的解決！ ニコチン依存を含む依存症一般への治療効果が実証された認知行動療法の再発予防モデル（リラプス・プリベンション・モデル）に従って，強い意志や精神力に頼ることなくステップ・バイ・ステップで禁煙を確実に実行するための8週間8ステップ禁煙プログラム。確かな治療効果を備えたさまざまな科学的テクニックで，タバコの紫煙に今こそ別れを告げよう！ 禁煙外来への通院とも無理なく併用できる，認知行動療法で取り組む8ステップ禁煙セルフワークブック。

本体2,000円＋税

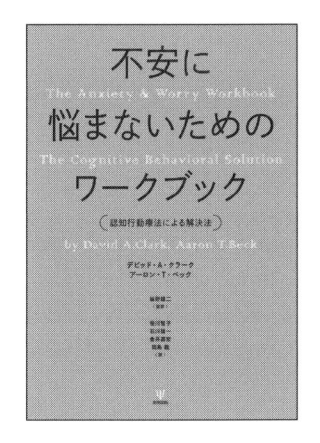

不安に悩まないためのワークブック
認知行動療法による解決法
[著]デビッド・A・クラーク　アーロン・T・ベック　[監訳]坂野雄二
[訳]石川信一　岡島義　金井嘉宏　笹川智子

本書では，「不安」を排除しようとするのではなく，自分で管理をしながら，上手く付き合えるようになることを目指す。不安が強すぎる状態になる前に止めることができる，生活を妨害するような不安が起きないように生活を工夫できる，という状態を手に入れられれば不安は生活の邪魔をするものではない。認知行動療法の研究と実践の成果に基づき，不安を恐れることなく合理的に不安に対処していくため専門的治療法を，生活の中に体系的な練習として組み込んでいけるようワークブック形式で伝授する。

本体3,600円＋税

好評既刊

Ψ金剛出版　〒112-0005　東京都文京区水道1-5-16　Tel. 03-3815-6661　Fax. 03-3818-6848
e-mail eigyo@kongoshuppan.co.jp　URL http://kongoshuppan.co.jp/

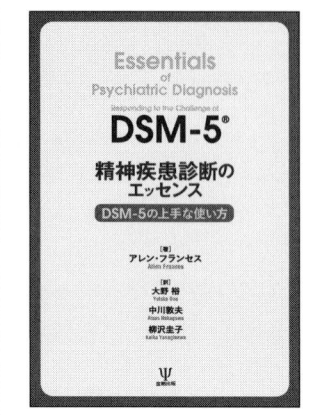

精神疾患診断のエッセンス
DSM-5の上手な使い方
[著]アレン・フランセス　[訳]大野裕　中川敦夫　柳沢圭子

DSM-5に定義された診断基準は非常に役立つものであるが，バイブルのように使うのではなく，患者の役に立つように柔軟に活用する必要がある。本書は，各精神疾患のスクリーニングのための質問例と診断典型例の簡潔な記述から始まる。各疾患の本質を捉えやすくするために診断典型例を挙げ，より記憶に留められるような工夫がなされている。典型症例の記述に続いて，筆者が長年にわたり行ってきた診療，DSMの作成にかかわってきた経験を踏まえ，包括的な鑑別診断を示し，除外すべき状態や「各診断のコツ」も明示している。　　　　　　　　　　　　　　　　　　　　　本体3,200円＋税

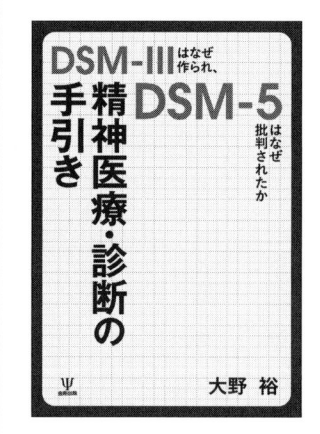

精神医療・診断の手引き
DSM-IIIはなぜ作られ，DSM-5はなぜ批判されたか
[著]大野裕

精神科診断は，DSMというマニュアルに頼るのではなく「症状をじっくりと観察する」ことが第一である。当たり前のことだが，それが忘れ去られようとしている。「病名を付ければよい，そして，それに基づいて薬を処方すればよい」という風潮が強まったのは，DSM-IIIが導入されてからだ，と批判的に言う人がいるが，著者はそうではない，と考える。そこには現代精神医学が抱える問題がある。DSM-IIIが「必要」になった背景とその後の展開，そして，DSM-5の作成をめぐっての「批判」を紹介しながら，著者の精神医療論を語る。　　　　　　　　　　　　　　　　　　　　　本体2,400円＋税

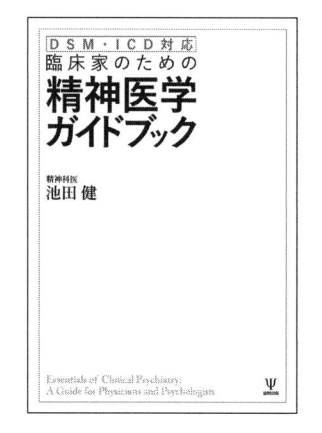

DSM・ICD対応
臨床家のための精神医学ガイドブック
[著]池田健

近年の精神医学では従来の「深く掘り下げてその人の心理を追求する」傾向が薄れ，「操作的診断」で診断を下す方向にある。しかし他方で，操作的診断が生まれた経緯を知らないまま，臨床に従事している心理職はいまだ多い。ICD分類に準拠して事例を提示し，身体疾患についての医学的知識，心理学的知識，薬物の作用／副作用を解説しながら，臨床現場での診断／対応例を紹介する実践的な入門書。　　　　　　　　　　　　　　　　　本体3,600円＋税